MÉMOIRE

SUR

LA CURE RADICALE

DES PIEDS-BOTS.

OUVRAGES DU MÊME AUTEUR.

La méthode ovalaire, ou nouvelle méthode pour amputer dans les articulations ; avec onze planches lithographiées ; in-4°, 1837. Paris, chez J. B. Baillière.

Cet ouvrage, peu après sa publication, fut traduit en plusieurs langues étrangères. Il en existe deux traductions allemandes : la première, donnée par le savant professeur Froriep, a paru à Weimar, en 1828 ; la seconde, publiée à Berlin, en 1831, par le docteur Fest, est enrichie d'une préface du célèbre professeur Grœfe.

Cet ouvrage a été récemment honoré d'une médaille, par la société royale de médecine de Marseille.

Relation historique et médicale de l'épidémie de choléra qui a régné a Berlin en 1831. Troisième édition.

Ouvrage honoré, en 1833, d'une médaille d'encouragement de mille francs, décernée par l'Institut de France. La première édition a été achetée par le département de la Moselle ; la seconde par le Ministre de l'intérieur et envoyée dans tous les départements de la France.

Traité élémentaire d'hygiène, un vol. in-8°, 1829.

Mémoire sur l'histoire et l'anatomie-pathologique du péritoine ; Paris, 1824.

Ce mémoire, traduit d'abord en anglais, a été reproduit en allemand, d'après la traduction anglaise, par le professeur Elie von Siebold.

Leçons de phrénologie, un vol. in-8°, 1834 ; avec planches.

METZ. — TYPOGRAPHIE DE S. LAMORT.

MÉMOIRE

SUR LA

CURE RADICALE

DES PIEDS-BOTS,

PAR

H. SCOUTETTEN, D. M. P.,

Professeur en médecine, agrégé à la faculté de Strasbourg, chirurgien-major, professeur de médecine opératoire, membre de l'Académie des curieux de la nature de Berlin; de la Société royale de médecine de Copenhague; de l'Académie royale de Metz; de l'Académie royale des sciences de Toulouse; de la Société médicale d'émulation de Paris, de la Société royale des sciences de Lille; de la Société des sciences du département du Bas-Rhin, de la Société royale de médecine de Marseille, de la Société philosophico-médicale de Wurtzbourg, etc.;

AVEC SIX PLANCHES.

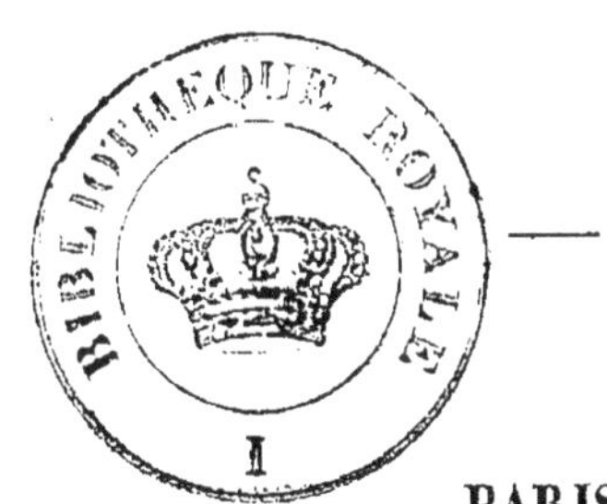

PARIS.

J. B. BAILLIÈRE, LIBRAIRE DE L'ACADÉMIE ROYALE DE MÉDECINE, RUE DE L'ÉCOLE DE MÉDECINE, 13 *bis*.

LONDRES.

MÊME MAISON, 219, REGENT-STREET.

1838.

MÉMOIRE

SUR

LA CURE RADICALE

DES PIEDS-BOTS.

Lorsque le pied se déforme par la rétraction de l'un ou de plusieurs des muscles de la jambe, ou par la disposition vicieuse primitive des os du tarse, il en résulte une maladie que les médecins français nomment *pied-bot*. Tous les muscles de la jambe peuvent se rétracter, mais il n'est donné qu'aux plus puissants de modifier la forme du pied. L'observation n'a point fait connaître, jusqu'à présent, de rétraction simultanée de tous les muscles de la jambe; le plus communément la rétraction n'affecte qu'un seul ou à la fois deux de ces muscles. Les pieds-bots présentent quatre difformités principales : *le pied-bot en dedans, le pied-bot en dehors, le pied-bot phalangien et le pied-bot calcanien* (1). La rétraction des muscles solaire et jumeaux contribue au développement du *pied-bot en dedans ;* la rétraction des péroniers, aidée souvent de la rétraction des muscles jumeaux, détermine *le pied à se jeter en dehors.*

Le pied-bot phalangien se forme sous l'influence de la rétraction énergique des muscles jumeaux et solaire, aidée, dans quelques cas, de celle des muscles fléchisseurs des orteils ; le *pied-bot calcanien,* sous l'influence de la rétraction du muscle jambier antérieur, aidée, le plus ordinairement, par celle des tendons extenseurs des orteils ; entre ces quatre formes principales, existent des intermédiaires qui se rapprochent plus ou moins des quatre types indiqués.

Toutes ces déformations peuvent être *congéniales* ou *accidentelles.*

Les médecins de la plus haute antiquité ont

(1) Ne trouvant point de terme adopté pour exprimer la difformité du pied, qui ne lui permet de toucher le sol que par le *calcanéum*, je l'ai appelée *pied-bot calcanien ;* et par opposition je nomme *pied-bot phalangien* celui qui ne porte sur le sol que par les phalanges ; je remplace par ces derniers mots ceux de pied équin, *pes equinus,* expression impropre, et qui devrait être abandonnée depuis long-temps. Qu'a de commun, en effet, notre pied ainsi déformé, avec celui du cheval ?

connu ces vices de conformation. Les Grecs appelaient βλαισὸς le pied tourné en dehors, ῥαιβὸς le pied en dedans. Hippocrate, cependant, emploie le mot κυλλὸς (1). Les latins se servaient communément des mots *varus* pour le pied en dedans, *valgus* pour le pied en dehors; Plaute, *in milite*, emploie quelquefois encore les mots *compernis, pœtus, brochus* (2). Cependant C. Hofmann pense que c'est une erreur, qu'il faut intervertir le sens de ces deux expressions, et donner le nom de *valgus* à la déformation communément nommée *varus* (3). Ce sentiment n'a pas prévalu. L'on a encore latinisé les mots grecs, et l'on s'est servi des expressions *blœsus* ou *blœssus*.

Hippocrate ne s'est point arrêté à l'indication du mal, il donne les moyens de le combattre; il décrit soigneusement la manière d'appliquer le bandage; il insiste pour que les pieds ne soient pas ramenés brusquement vers la direction normale : *neque magnâ vi sed leniter cogantur* (4).

Lorsque le bandage est appliqué, Hippocrate recommande de le maintenir par un soulier de

(1) Περὶ ἄρθρων.

(2) Voy. M. A. Séverin, *de gibbis, valgis, varis*, cap. 11.

(3) Castelli Lexicon, pag. 106, verb. *blœsus*.

(4) Hippocratis opera : *interprete foësio : de articulis*. Sect. VI, pag. 98, 99; *editio Francofurti*, 1595.

plomb fait selon la forme de ceux de Chio, et si cela ne suffit pas, il signale les modèles des bottines qui peuvent être adaptées.

Ce passage d'Hippocrate est un nouvel exemple de la puissance de son génie ; loin de négliger une maladie qui aurait pu lui paraître peu importante, il en décrit les formes et les variétés ; il trace, d'une main sûre, les règles à suivre pour le traitement, et, pendant plus de deux mille ans, ses successeurs les plus habiles n'ont fait que reproduire ses idées et ses préceptes. Celse, si souvent remarquable par son exactitude et l'excellence de ses descriptions, ne cite pas même le nom de la maladie. Il faut arriver à Marc-Aurèle Séverin, pour trouver le premier traité qui ait paru sur les pieds-bots (1). Sa description et son traitement laissent beaucoup à désirer ; il est resté de beaucoup au-dessous d'Hippocrate. Ambroise Paré (2), après avoir indiqué un remède tonique, dont la formule se trouve aussi dans Marc-Aurèle Séverin, donne un modèle de bottines propres à redresser les pieds-bots. Dionis (3) a été encore moins bien

(1) *De reconditâ abcessuum naturâ :* lib. VI, *de gibbis, valgis, varis et aliis ab internâ vi varie luxatis.*

(2) OEuvres d'Amb. Paré, liv. XXIII, chap. XI.

(3) Cours d'opérations de chirurg., 8° édition, pag. 774.

inspiré que ses prédécesseurs : il ose conseiller, pour maintenir le pied, une bottine en fer dont avait déjà parlé Fabrice d'Aquapendente.

Cependant le dix-huitième siècle voit naître des travaux importants ; des hommes qui ne sont point sans mérite vont s'occuper du traitement des pieds-bots et enrichir la science de découvertes utiles. Vénel, médecin à Orbe, dans le canton de Berne, établit, vers 1780, un hospice exclusivement destiné à recevoir les enfants dont les pieds étaient difformes ; il opère un grand nombre de cures heureuses qui appellent vivement l'attention sur lui. Vénel cachait sa méthode ; mais elle fut divulguée en 1790. Ehrmann, de Francfort-sur-le-Mein, l'apprit d'un jeune médecin nommé Wantzel, qui avait été guéri d'une distorsion du pied dans l'institut de Vénel : il en fit part à Auguste Bruckner, de Gotha, qui, plus tard, en révéla tous les détails (1). Wantzel lui-même, après quelques années, fit paraître une dissertation sur les pieds-bots (2). En Angleterre plusieurs médecins s'occupèrent aussi de redresser les pieds-bots ; Jackson, imitant Vénel, publia une dis-

(1) *Uber einwärts gedrehte Füsse, und deren Behandlung besonders nach Dr Venel's Methode.*

(2) *Dissert : de talipedibus varis*, in-4°. *Tubingœ*, 1798.

sertation dans laquelle il indique plusieurs cures obtenues par des appareils qu'il dit être de son invention, mais sur la construction desquels il garde le plus profond secret (1). Presque en même temps, en France, Tiphaisne et Verdier, chirurgiens-bandagistes faisaient vanter par les feuilles publiques, les succès obtenus par eux dans le traitement des pieds-bots, à l'aide de nouvelles machines. Jusqu'à cette époque l'empirisme et souvent l'ignorance avaient exploité les malheureux malades affectés de pied-bot. Ni l'anatomie ni la physiologie n'avaient prêté leurs secours aux théories qui auraient dû diriger les orthopédistes. Les sciences médicales, fort heureusement, ne devaient point tarder à faire de précieuses conquêtes.

Le dix-neuvième siècle s'ouvre et Scarpa publie son admirable traité sur les pieds-bots (2). L'illustre professeur de Pavie ne suit point la route commune, il ne va point chercher le remède avant de connaître le mal. Il s'occupe d'abord de dé-

(1) *Observat: on the inefficacious use of iron in cases of luxations, and distortions of the ancle joints, and children born with deformed or crooked feet.*

(2) *Memoria chirurgica sul piedi torti congeniti dei fanciulli, et sulla maniera di corregere questa difformità: con tavol. Pavia*, 1803, *in*-4°. Cet écrit existe en français, dans les mémoires de physiologie et de chirurgie-pratique, par Ant. Scarpa. Traduction de J. B. F. Léveillé. Paris, 1804.

couvrir la cause de la difformité, et, lorsqu'il croit y être parvenu, il prouve ce que personne n'avait fait avant lui, que les os du tarse ne sont point luxés, qu'ils sont seulement éloignés en partie de leur contact mutuel, et contournés selon leur axe le plus petit (1). Ces connaissances anatomiques devaient conduire Scarpa à imaginer un bon appareil pour traiter les pieds-bots ; c'est ce qu'il fit ; il réussit autant que ce genre de traitement peut le permettre.

Plus tard Boyer (2) inventa une machine plus simple que celle de Scarpa, et il est parvenu, avec elle, à redresser des pieds qui étaient singulièrement contournés en dedans.

On ne connaissait point encore exactement le procédé de Vénel, lorsque M. Louis d'Ivernois, élève du successeur de cet orthopédiste, l'employa avec succès à Paris et le publia en 1817 (3). Avant cette publication M. d'Ivernois avait soumis la machine de Vénel à la société du cercle médical qui chargea M. Capuron de faire un rapport sur cet objet (4). Il en résulta d'utiles corrections

(1) Page 114. Traduction de Léveillé.
(2) Traité des maladies chirurgicales, tome IV, p. 613 ; 2e édit.
(3) Essai sur la torsion des pieds. in-8°. Paris.
(4) Voyez Gazette de santé, page 178 ; août 1814.

qui contribuèrent aux succès qu'obtint l'auteur. Cette série de travaux utiles sur le redressement des pieds-bots par les machines, se trouve terminée par le remarquable ouvrage de Delpech, intitulé de l'orthomorphie (1). L'auteur y traite avec talent l'étiologie des pieds-bots, et il propose l'emploi d'une machine nouvelle dont il donne la figure dans l'une des dernières planches. Delpech ne s'est point borné, dans cet ouvrage, à indiquer les machines comme unique ressource pour le traitement des pieds-bots, il revient sur la proposition qu'il avait déjà faite (2) de couper le tendon d'Achille lorsque les moyens extensifs ont échoué. C'est ici que commence un progrès immense, je dirai presqu'une révolution dans le traitement des pieds-bots.

Quoique Delpech ne soit pas le premier médecin qui ait eu la pensée de recourir à la section du tendon d'Achille pour obtenir la guérison des pieds-bots, il faut reconnaître cependant qu'il est le premier qui ait osé proposer cette opération comme ressource utile et quelquefois indispensable

(1) De l'orthomorphie par rapport à l'espèce humaine, in-8°. Paris, 1828; tome II, page 321.

(2) Précis élémentaire des maladies réputées chirurgic : in-8°. Paris, 1816; tome I, page 669.

dans certains cas de pieds-bots, le premier qui l'ait érigée en méthode et qui l'ait soumise à des préceptes réguliers (1). Cette gloire lui appartient, et les chirurgiens français doivent la défendre. Qu'importe en effet que cette opération ait été pratiquée pour la première fois en 1784, sous les yeux de Thilénius (2), médecin des environs de Francfort, puis par Michaelis (3) et Sartorius (4) en 1812? c'étaient là des faits incomplets auxquels manquait une théorie scientifique qui leur donnât de la valeur. L'opération rapportée par Delpech fut généralement accueillie avec défaveur; un journaliste s'étonna que l'auteur *eût sérieusement proposé cette opération :* d'autres rédacteurs de journaux trouvèrent que cette opération était une faute, mais ils discutèrent le point scientifique avec convenance.

Plusieurs années s'écoulèrent sans que les chirurgiens opérateurs s'occupassent de la section du tendon d'Achille. Tout-à-coup le journal de

(1) Chirurgie clinique de Montpellier, in-4°, 1823. — Mémoire sur les pieds-bots : le malade fut opéré en 1816.

(2) Thilénius, *chirurgische Bemerkungen*, 1784.

(3) Michaelis, *in Hufeland's journal; anno* 1811, 6tes *Heft.* — Ce chirurgien n'a pas même pratiqué la section complète ; il n'a fait qu'une incision dans le tendon.

(4) Sartorius, *in Siebold's journal;* 3ter band.

Rust (1) publie un mémoire du docteur Louis Stromeyer, chirurgien du roi du Hanovre, ayant pour objet l'indication d'un nouveau procédé opératoire pour la section du tendon d'Achille dans le traitement du pied-bot. Ce mémoire renferme deux observations de cures remarquables, obtenues par ce mode de traitement. La première opération fut pratiquée le 28 février 1831, la seconde le 12 juin 1832. Le 29 avril 1834 M. Stromeyer écrit une lettre au rédacteur des archives générales (2) pour lui faire connaître quatre nouvelles opérations, dont trois furent suivies de succès.

Les résultats heureux obtenus par le chirurgien de Hanovre, éveillent promptement l'attention des orthopédistes de Paris. MM. Bouvier et Duval (3) répètent un grand nombre de fois la section du tendon d'Achille et leurs succès surpassent bientôt ceux du docteur Stromeyer. Enfin les cures remarquables que nous avons obtenues, et que nous

(1) *Rust's Magazin fur die gesammte Heilkunde.* — 39e vol. et gazette médicale, septembre 1833, page 673. — Ce même mémoire traduit complètement par le docteur Richelot, dans les archives générales de médecine, 1834, tome 1er.

(2) Archives générales, tome 2e, page 194. — 1834.

(3) Bouvier. — Mémoire lu à l'Académie des sciences, séance du 12 septembre 1836, et Académie de médecine, 26 novembre 1836. — Voy. Bulletin de l'Académie de médecine, 15 décembre 1836.

Duval. — Académie royale de médecine, 17 janvier 1837. Bulletin, janvier 1837, page 304.

rapportons plus loin, complètent, nous le croyons, ce qui a été fait jusqu'à présent sur ce point important de chirurgie orthopédique.

La section du tendon d'Achille est désormais un fait acquis pour la science ; c'est une conquête destinée à donner un nouvel éclat à la chirurgie par les bienfaits qu'en obtiendront les malheureux atteints de difformités des pieds.

Si nous jetons un regard sur les faits que possédaient les annales de la médecine, nous nous étonnerons qu'on ne soit pas arrivé plus tôt à une découverte qui doit honorer le dix-neuvième siècle. Déjà, en effet, Molinelli (1) avait démontré, dans l'histoire de l'Académie de Bologne, que, contrairement à l'opinion communément reçue à cette époque, les plaies du tendon d'Achille peuvent guérir avec facilité. Il rapporte quatre observations dans lesquelles on voit le tendon d'Achille coupé transversalement et cependant guérir parfaitement, malgré les accidents qui vinrent compliquer la blessure. Hoin (2), chirurgien habile, de Dijon, a fait des expériences directes qui concordent parfaitement avec les

(1) *Comment. Academ. Scientiar : Bononiens.* tom. II. Par. 1. pag. 189–196, et mémoires pour servir à l'histoire du 18e siècle, par Paul. Avignon, 1773, pag. 126–137.

(2) Journal de médecine, janvier 1769, pag. 56 – 78.

remarques de Molinelli. Il coupa chez des chats et des chiens, tout ou partie du tendon d'Achille, et tous ont parfaitement guéri, quoique les plaies eussent été abandonnées à elles-mêmes, sans être en aucune manière garanties de l'impression de l'air.

Pour compléter cet historique nous ajouterons que la section des tendons pour la guérison des pieds-bots est un fait connu depuis long-temps par les médecins-vétérinaires; on m'a même assuré que, dans le Limousin, cette opération est vulgairement pratiquée par des hommes tout-à-fait étrangers à la science.

Voici ce qu'écrivaient en 1826, MM. Miquel et Debeaux (1): « Il y a déjà bien long-temps » que l'on pratique la section des tendons flé- » chisseurs des pieds, dans le cas de direction » vicieuse des membres, sans que personne se » soit occupé à établir des règles précises pour » faire cette opération d'une manière méthodique; » peut-être la timidité des uns et l'insuccès des » autres ont-ils empêché jusqu'à présent les » vétérinaires de publier leur procédé opératoire;

(1) Observations sur les pieds-bots: journal pratique de médecine vétérinaire. Paris 1826; page 202. — Voyez même journal; 1828, page 283, Observations de M. Blanc; 1830, page 346, Observ. de M. Bouissy.

» nous n'ignorons pas néanmoins que quelques
» praticiens ont réussi bien avant nous à redresser
» par ce moyen des membres qui avaient tout-
» à-fait perdu leur aplomb.

» En vous communiquant le résultat de notre
» travail, nous avons en vue de simplifier et
» de rendre plus familière une opération qui
» peut être aussi avantageuse *à la chirurgie*
» *humaine* qu'à celle des animaux. »

Nous n'ajouterons qu'une réflexion à ce passage du mémoire cité : c'est que la médecine humaine et la médecine vétérinaire travaillent souvent, malheureusement, sans s'entendre, et que, malgré certaines prétentions, il serait peut-être impossible de découvrir à qui appartient l'idée première de la section du tendon d'Achille. Mais, nous le répétons, là n'est point le fait important : l'idée est essentielle, indispensable sans doute, mais le véritable fondateur d'une méthode est celui qui en trace les règles et qui assigne les cas où elle convient.

Malgré les succès étonnants obtenus par la section du tendon d'Achille, M. Jules Guérin a pensé que l'on pourrait éviter cette opération chez de jeunes sujets, et se dispenser des appareils contentifs connus en se servant du plâtre coulé. C'est faire une nouvelle application de ce corps, employé depuis long-temps en Allemagne pour la cure des membres fracturés (1). Voici comment procède M. Jules Guérin.

Les membres qui sont le siége de la difformité, ayant été préalablement enduits d'un corps gras et recouverts d'une bande de flanelle roulée, sont assujettis et suspendus sur des fils transversaux dans une gouttière en bois. Il soumet ensuite les pieds à des tirages latéraux directement opposés, qui ont pour but et pour résultat de produire une torsion et un renversement dans un sens contraire à la torsion et au renversement existants. Il coule ensuite du plâtre autour du membre, qui est maintenu fixement jusqu'à ce que le plâtre se soit solidifié. Aussitôt que celui-ci est passé à l'état de solidification complète, il enlève le membre de la goutière, et il dégrossit l'enveloppe avec un couteau, de manière à ne laisser qu'une écorce de trois à quatre lignes de plâtre autour de la jambe et du pied. Ce pansement est renouvelé une fois tous les huit jours (2).

(1) Le professeur Dieffenbach a souvent employé le plâtre : l'un de ses élèves a publié la dissertation suivante : *De cruribus fractis gypso liquefacto curandis*. Joan. Aug. Muttray. Berolini, septemb. 1831.

(2) Lettre adressée à l'Académie royale de médecine, séance du 19 avril 1836. — Gazette médicale; n° du 23 avril 1836, pag. 268.

M. Jules Guérin a présenté à l'Académie de médecine, plusieurs jeunes sujets guéris par cette méthode.

Nous avons terminé l'exposé des divers traitements employés pour combattre la difformité des pieds; nous l'avons fait en historien qui raconte et non en historien qui juge : ce rôle viendra plus tard, lorsque nous aurons à apprécier la valeur des méthodes employées pour le traitement des pieds-bots.

Occupons-nous de l'anatomie pathologique des organes souffrants.

PHYSIOLOGIE ET ANATOMIE

PATHOLOGIQUES

DES PIEDS-BOTS.

Nous rejetons, de l'histoire des pieds-bots, toute déformation accidentelle produite par une maladie générale ou par un accident local. C'est, ce nous semble, se tromper étrangement, que de vouloir ranger dans cette classe la distorsion des pieds amenée par le rachitisme, par des tumeurs blanches, la goutte, le rhumatisme, par une luxation mal réduite ou non réduite.

L'on ne saurait trop admirer le talent de description que présente l'ouvrage de Scarpa (1). C'est bien réellement à cet illustre professeur, que nous devons les premières notions exactes sur les altérations pathologiques présentées par les pieds-bots : si des recherches nouvelles ont fait connaître des omissions et quelques erreurs (2), il n'en faut pas moins convenir que ce travail remarquable a servi de point d'appui au petit nombre de

(1) Op. cit.

(2) Cruveilhier : anatomie-pathologique du corps humain ; 2e livraison. Paris, 1830.

descriptions anatomiques qui ont paru depuis peu (1).

Si, dans l'état actuel de nos connaissances, il ne nous est pas permis d'affirmer que les causes, qui donnent naissance aux pieds-bots congéniaux, soient identiquement les mêmes que celles qui provoquent le développement des pieds-bots accidentels, nous devons cependant reconnaître que les effets ont entre eux la plus grande analogie. J'ai plusieurs fois comparé les membres d'enfants dont les uns avaient les pieds difformes de naissance, et les autres accidentellement ; il m'a toujours été impossible de saisir des caractères distinctifs. Ce que nous dirons des uns s'appliquera donc souvent aux autres.

Les pieds-bots accidentels se développent presque constamment à la suite de convulsions, d'une inflammation chronique des tissus, et dans des cas rares ils sont la conséquence d'un défaut d'innervation dépendant de la moelle épinière. Que ce soit l'une ou l'autre de ces causes qui agisse, la maladie marche ainsi.

Un ou plusieurs mois après les convulsions, le tendon d'Achille devient raide et saillant, la pointe du pied ne s'abaisse qu'avec peine. Cet

(1) Dissert. sur le pied-bot ; par Ch. Held. Strasb., 20 juin 1836.

état peut exister long-temps avant de s'aggraver : il a duré plus d'un an chez une charmante petite fille de huit ans, paralytique à la suite d'une entérite folliculeuse. Enfin le mollet semble maigrir, ou plutôt il ne se développe pas dans la proportion des autres muscles du corps : la masse charnue a peu d'épaisseur et de longueur ; par suite, la partie tendineuse des muscles, semble plus alongée qu'elle ne devrait l'être. Ces caractères sont très-visibles chez les enfants qui n'ont qu'un seul pied-bot. La contraction du tendon d'Achille relève le calcanéum directement ; si elle le relève ainsi d'un demi-pouce, quelquefois de plusieurs pouces sans dévier, il en résulte le *pied-bot phalangien*. Le plus communément le développement de la maladie force l'extrémité postérieure du calcanéum à se contourner en dedans (1) le bord interne du pied porte à peine sur le sol. C'est alors, si l'enfant marche, que le poids du corps hâte la déformation. Le ligament externe de l'articulation tibio-astragalienne s'alonge ; l'astragale, le scaphoïde, sont entraînés par le calcanéum, auquel ils adhèrent par des ligaments très-puissants. Le dos du pied devient saillant ; la plante est concave, sillonnée par de

(1) Voy. Planche II.

nombreuses rides transversales et obliques. Le gros orteil est écarté des autres et se porte vers le bord interne du pied. L'aponévrose plantaire semble se rétracter, les muscles du pied qui s'y insèrent, ramènent les orteils en arrière, les ligaments métatarso-phalangiens supérieurs s'alongent, le pied est presque plié en deux (1). Dans cette affreuse position, les enfants marchent sur le bord externe, et quelquefois sur le dos du pied. La région sur laquelle ils appuient, devient dure, calleuse, le tissu cellulaire sous-jacent s'épaissit, en conservant de la mollesse et de l'élasticité : il s'y forme, assez souvent, des bourses muqueuses accidentelles. La jambe et la cuisse conservent fréquemment leur forme naturelle ; mais il n'est pas très-rare de trouver l'un ou l'autre genou plus ou moins porté en dedans ou en dehors, les tibias fléchis, la malléole interne peu développée. Lorsque les deux pieds sont déformés, les pointes se touchent et souvent s'entrecroisent : les enfants ne peuvent marcher qu'à grand'peine ; ils sont obligés de soulever alternativement un pied qu'ils portent au-dessus et au-devant de l'autre, en décrivant un demi-cercle. Les chûtes sont très-fréquentes : pour les éviter, les enfants,

(1) Voyez planche II.

lorsqu'ils marchent, agitent le corps ; ils semblent chercher constamment leur équilibre ; souvent le tronc se porte un peu en avant pendant que le bassin est rejeté en arrière : chez les *pieds-bots calcaniens* cette position est inévitable ; elle est quelquefois très-prononcée. Le poids du corps, la déformation des souliers ou leur mauvaise construction, déterminent souvent des inflammations et des ulcérations aux parties comprimées : ces ulcérations deviennent interminables ; le tissu osseux se gonfle, quelquefois se carie ; la jambe s'atrophie complètement, des abcès s'y forment, s'ouvrent et suppurent indéfiniment. Le repos guérit une partie de ces maux, mais ils reparaissent promptement sous l'influence de la marche.

Les *pieds-bots phalangiens* et *calcaniens* sont ceux qui exposent au moins grand nombre d'accidents.

Etudions maintenant les changements que va nous faire connaître la dissection des parties malades : commençons par l'anatomie pathologique du *pied-bot en dedans*. La peau enlevée, l'on est frappé de l'atrophie de tous les muscles et surtout des muscles jumeaux et solaire. Les fibres musculaires descendent rarement plus bas que la moitié du tibia ; dans l'état normal elles descendent de plus des deux tiers. Le tendon d'Achille est long, tendu, mince, comparativement à l'âge du sujet ; la portion supérieure aponévrotique est surtout remarquable par son peu d'épaisseur ; plusieurs fois l'on a trouvé les muscles passés à l'état graisseux. Le tissu cellulaire est peu abondant, condensé. Les jambes de plusieurs individus n'offraient aucune trace de tissu adipeux, si ce n'est à la plante du pied. Les nerfs m'ont paru petits ; les artères le sont évidemment. L'artère tibiale postérieure est plus rapprochée du bord interne du tendon, surtout chez les jeunes enfants, qu'elle ne l'est dans l'état normal. Chez plusieurs sujets je l'ai trouvée fort superficielle : circonstance importante à noter lorsqu'on exécute la section du tendon d'Achille. Chez les pieds-bots anciens, le pied est toujours un peu atrophié ; il n'a ni sa longueur, ni sa largeur normales.

Les os du tarse n'ont plus entre eux, ni avec le tibia, les rapports naturels. Plusieurs auteurs ont cru à l'existence de luxations : Hippocrate n'a point partagé cette erreur (1), mais il était réservé à Scarpa de la démontrer complètement. Les os, ainsi qu'il l'a fort bien prouvé, ne sont qu'éloignés en partie de leur contact mutuel, et contournés selon leur axe antéro-postérieur. C'est ce qu'on

(1) *De articulis, loco cit.*

observe particulièrement sur les os calcanéum, cuboïde, scaphoïde, moins sur l'astragale. Cette disposition cependant est telle qu'aucun de ces os n'abandonne entièrement la cavité articulaire qui le reçoit. L'on connaît toutefois une exception présentée par un fœtus à terme, déposé par le professeur Ehrmann dans les collections du musée de Strasbourg, et disséqué par M. Held (1). L'astragale est complètement luxé en avant et en dedans; il s'est placé tout-à-fait transversalement en avant et au-dessous des os de la jambe; son extrémité postérieure touche le bord interne de la malléole externe; son extrémité antérieure est devenue interne, et se termine au niveau de la face externe de la malléole interne du tibia; sa face antéro-supérieure est complètement inférieure; l'inférieure est devenue supérieure. L'astragale a donc éprouvé un double mouvement de luxation, le premier en avant et en bas, le second en dedans avec un mouvement de torsion en arrière; c'est par ce second mouvement que l'extrémité antérieure de cet os est devenue interne, et sa poulie inférieure. Le calcanéum a suivi les mouvements de l'astragale. Le calcanéum et le scaphoïde sont les deux os du pied qui éprouvent les déviations les plus marquées.

(2) Dissertat. cit.; pag. 9.

L'extrémité postérieure du calcanéum, tirée fortement en dedans et en haut, se contourne dans le sens de la traction. Sa face supérieure se porte vers le côté externe du pied : l'articulation cuboïdo-calcanienne s'entrouvre, surtout au moment de la marche : le ligament interne, qui unit si solidement le calcanéum à l'astragale, entraîne ce dernier os en dedans en rejetant sa surface articulaire en dehors. Cependant, chez les enfants qui n'ont point ou qui n'ont que peu marché, l'astragale, comparé aux autres os, a peu dévié. Scarpa n'a point laissé échapper cette remarque: mais plus tard l'astragale est entraîné.

Les faits rapportés par le professeur de Pavie étant d'accord avec ceux que j'ai rencontrés dans ma pratique, je les ai admis sans hésitation. Je ne puis cependant me dispenser d'ajouter que M. Cruveilhier (1) pense, d'après ses dissections, que l'astragale est, au contraire, de tous les os du tarse celui qui éprouve la déformation la plus considérable, et qu'il y a non-seulement changement de direction mais encore changement de configuration. L'astragale, dit-il, a, en général, diminué de volume ; il est quelquefois atrophié ; chez tous il est déformé.

(1) Op. cit.; pag. 10.

Le scaphoïde dont la cavité reçoit la surface articulaire de l'astragale se trouve tourné sur son axe de manière que sa tubérosité interne, qui dans un pied bien conformé est située à peu près horizontalement, est au contraire portée obliquement en haut, très près de la malléole interne, tandis que la tubérosité externe regarde obliquement en bas: disposition d'autant plus prononcée que le bord externe du pied porte plus sur le sol et que la pointe est plus ramenée en dedans et en arrière. Il résulte de cette déformation que la tête de l'astragale n'étant plus reçue ni couverte en totalité par le scaphoïde forme une saillie très-prononcée sur le dos du pied.

Les trois cunéiformes, les os du métatarse, les phalanges des orteils suivent nécessairement la torsion vicieuse des os scaphoïde, cuboïde et calcanénum. Les ligaments supérieurs de l'articulation des trois cunéiformes avec le scaphoïde sont tiraillés, alongés et permettent aux os de s'écarter supérieurement, tandis que, inférieurement, les surfaces articulaires sont comprimées et empêchent les os de prendre leur développement.

La déformation des os du pied varie nécessairement selon l'époque à laquelle les circonstances permettent d'étudier les désordres pathologiques.

Mais, fondamentalement, les dérangements des os, pour les pieds-bots en dedans, se réduisent à un mouvement plus ou moins prononcé de torsion des os calcanéum, cuboïde, scaphoïde, entraînant l'astragale, les os du métatarse et les orteils.

La déviation des os du pied détermine, dans la longueur des muscles de la jambe, des changements notables. Les tendons des muscles péroniers s'alongent : il en est de même de l'extenseur commun des orteils et de l'extenseur propre du gros orteil. Le jambier antérieur se raccourcit : les fléchisseurs des orteils, le jambier postérieur, les muscles jumeaux et solaire perdent sensiblement de leur étendue.

Les dérangements organiques produits par le *pied-bot en dehors* ne sont pas aussi prononcés que ceux du *pied-bot en dedans ;* c'est au moins ce que ma pratique m'a permis d'observer une fois. L'on conçoit de suite que les déplacements des os du pied doivent être en sens opposé de ceux du pied-bot en dedans ; cela cependant ne s'est pas trouvé complètement exact dans le seul cas que j'aie examiné. Le calcanéum était peu soulevé au-dessus du sol ; l'astragale n'était point dérangé : l'articulation du scaphoïde avec les trois cunéiformes n'avait point souffert de tiraillement. Le scaphoïde, en se contournant de dehors en dedans, avait été entraîné par le tendon du muscle long péronier, dont l'insertion a lieu sur la face inférieure du premier cunéiforme.

Les tendons des muscles péroniers, surtout celui du long péronier, étaient raides, tendus, et se présentaient évidemment comme la cause principale de la déviation en dehors.

Les rapports articulaires sont peu dérangés par le *pied-bot phalangien*, lors même qu'il est très-développé. J'ai vu un homme de vingt-cinq ans chez lequel toutes les articulations du pied, excepté les métatarso-phalangiennes, avaient conservé leurs dispositions normales. C'est en effet sur ces dernières que porte tout l'effort du corps. Peu à peu les orteils fléchissent, la tête des métatarsiens est dirigée vers le sol; la luxation est à peu près complète: les os du métatarse forment avec les orteils un angle presque droit. Très-souvent les ligaments de l'articulation astragalo-scaphoïdienne s'alongent, la tête de l'astragale fait saillie, ou bien, presque toutes les articulations du tarse cèdent à la fois, le pied se creuse et se contourne en dedans; il prend une position intermédiaire entre le *pied-bot phalangien* et le *pied-bot en dedans.* Alors apparaissent les déplacements décrits en traitant de cette dernière forme de déviation du pied.

Le pied-bot calcanien est produit par la rétraction puissante des muscles jambiers antérieurs, de l'extenseur propre du gros orteil et quelquefois de l'extenseur commun des orteils. Les tendons font, sous la peau, une saillie très-prononcée; ils sont comme des cordes violemment tendues, qui résistent énergiquement, même à une extension forcée. Le bord interne du pied se relève sensiblement plus que l'externe : il en résulte une surface oblique d'avant en arrière et de dedans en dehors. La torsion des os du pied se passe principalement dans l'articulation du cuboïde avec le calcanéum, et du scaphoïde avec l'astragale. Cependant les cunéiformes sont aussi entraînés : par suite de ces changements, toutes les surfaces articulaires des os du tarse sont écartées l'une de l'autre à leur partie inférieure; la tubérosité interne du scaphoïde tend à devenir supérieure; tous les os du pied, excepté le calcanéum, quittent le sol, la surface dorsale du pied forme un angle aigu avec le tibia (1). Quelquefois la pointe du pied se dirige un peu en dehors, ce qui arrive quand

(1) Voy. planche V.

l'extenseur commun des orteils agit avec force. Avec ce genre de pied-bot, l'atrophie de la jambe m'a paru plus prononcée que dans les autres déformations. Tous les pieds-bots calcaniens que j'ai rencontrés étaient congéniaux ; faibles d'abord, ils avaient augmenté considérablement avec l'âge.

Ces connaissances anatomico-pathologiques nous conduiront bientôt à établir les conditions indispensables pour arriver à la cure des pieds-bots.

ÉTIOLOGIE.

Quelles causes font naître et se développer les pieds-bots? Question importante et qui a reçu des explications diverses. Ambroise Paré (1) n'hésite point à prononcer que cette difformité tient à ce que la mère s'est tenue trop long-temps assise les jambes croisées, ou à ce que la nourrice, en portant l'enfant, en aura, par une longue pression, tourné les pieds. Benjamin Bell (2) reconnaît qu'un vice de conformation de l'articulation du pied peut quelquefois donner naissance au pied-bot, mais il regarde cette cause comme très-rare. Il croit que la contraction des muscles y contribue plus souvent; mais la principale cause, selon cet auteur, est la forme de la jambe. « Lorsqu'elle est courbée en dehors, dit-il, les doigts des pieds sont tournés en dedans, et le côté du pied est renversé, ou si la courbure de la jambe est considérable, la plante des pieds sera presque entièrement tournée en

(1) Opus cit.; pag. 578.

(2) Cours complet de chirurgie, trad. de Bosquillon; tom. VI, page 168.

haut, et le coude-pied posera à terre à chaque tentative que l'on fera pour marcher : quand, au contraire, les os de la jambe sont courbés en dedans, les orteils et la plante du pied sont courbés en dehors et en haut. » Cette erreur est réfutée par un fait facile à constater chaque jour : il est en effet très-fréquent de voir des hommes dont les jambes sont singulièrement déjetées en dehors ou en dedans et dont les pieds n'ont aucun des caractères des pieds-bots.

Duverney (1) pensait que cette difformité des pieds dérive principalement de l'inégale tension des muscles et des ligaments : car, dit-il, ces muscles et ces ligaments si grandement tendus, tirent à eux le pied ; tandis que les autres muscles et ligaments qui sont relâchés ne font que céder à la vicieuse direction que prend le pied. C'est, selon nous, entrevoir un côté de la question ; c'est un pas vers le vrai. Scarpa, n'ayant en vue que les difformités congéniales, pense que Duverney se trompe et qu'il prend l'effet pour la cause. Scarpa admet que la torsion vicieuse des os du tarse survient la première ; d'où résulte le rapprochement d'insertion de quelques muscles, l'éloignement de quelques autres de

(1) Traité des maladies des os ; tom. II. chap. 3.

leur point fixe, le raccourcissement des premiers, l'alongement des seconds. Scarpa ajoute : « Ce défaut d'équilibre entre les deux classes de puissances musculaires que je viens d'indiquer, ne contribue pas peu à entretenir la difformité congéniale du pied tourné en dedans : il l'accroît toujours plus à raison que les enfants prennent de l'âge. En effet, l'action des muscles péroniers n'étant point suffisante pour contrebalancer celle des deux tibiaux, du tibial antérieur surtout, ceux-ci ne font que tirer toujours davantage en haut et en dedans tout le corps du pied. Ensuite la force combinée des quatre muscles que je viens de nommer ne pouvant point établir d'équilibre avec les muscles du gros de la jambe, il faut, de nécessité, que le tendon d'Achille soit constamment tendu; que la tubérosité du calcanéum, à laquelle s'insère ce tendon, soit continuellement entraînée en haut dans une direction oblique de dedans en dehors de la jambe. Enfin, il faut que tout le poids du corps porte toujours plus sur le bord externe du pied, à mesure que l'enfant devient plus âgé, et s'exerce davantage à marcher. (1) »

Ainsi, pour Scarpa, la cause première de la dif-

(1) Op. cit.; pag. 130, 131.

formité du membre, tient à la conformation des surfaces articulaires ; le déplacement et la contracture des muscles ne sont que secondaires. Cette idée prise comme expression d'un fait est juste ; mais adoptée comme principe absolu elle devient une erreur, et nous nous étonnons qu'elle ait pu être commise par cet habile anatomiste, par l'homme qui venait de faire connaître au monde médical les effets de la difformité dans les pieds-bots, en démontrant par la dissection que le déplacement seul des os, sans aller jamais jusqu'à la luxation, constitue les dérangements pathologiques observés dans cette maladie. Comment, en effet, Scarpa pouvait-il expliquer les pieds-bots accidentels en admettant comme cause première de la difformité, la déviation des surfaces articulaires ? Engagé dans cette erreur, Scarpa s'est trouvé dans l'impossibilité de donner la raison de l'amaigrissement de la jambe, condition constante de ce membre lorsque le pied-bot est complètement formé. « Le plus souvent, dit Scarpa, la jambe est bien conformée, mais grêle, surtout dans son milieu; elle est mal nourrie en proportion du reste du corps de l'enfant. Il me serait *impossible* de donner une raison plausible de ce phénomène : peut-on regarder comme suffisante celle qui exige une réciprocité de connexion et d'harmonie entre les parties, pour leur nutrition complète, leur parfait développement et leur accroissement, nonobstant l'accélération de la circulation et la faculté distensible des petits vaisseaux : car il est démontré que le seul défaut d'exercice n'influe point sensiblement dans ces cas pour produire et entretenir cette maigreur de la jambe, puisqu'on sait par expérience que cette partie *s'est accrue*, s'est *développée*, *a pris de la vigueur* chez des enfants auxquels on a fait garder le repos le plus exact pendant plusieurs mois qu'a duré le traitement (1). Admirons cet aveu plein de bonne foi et de franchise de l'un des plus grands génies de la chirurgie moderne! Si nous ne nous imposons pas la même réserve c'est que nous nous y croyons autorisé par le développement des connaissances médicales et par le désir de contribuer à faire faire un pas à la science. Nous hasarderons bientôt notre explication.

Delpech a mieux entrevu les causes productrices des pieds-bots: il les croit différentes selon que le pied-bot est congénial ou accidentel. Selon cet auteur, les pieds-bots accidentels provien-

(1) Op. cit.; pag. 113-114.

nent de contractures musculaires, lesquelles sont presque toujours déterminées par un foyer inflammatoire plus ou moins rapproché. Dans les pieds-bots natifs, les conditions des muscles sont, selon lui, bien différentes : loin de présenter une exubérance de vitalité qui fait leur apanage dans les cas précédents, dans ceux-ci ils sont flétris ; la nutrition y languit ; ils se prêtent bien mieux à la distension que la guérison de la difformité nécessite (1).

Voilà évidemment un pas de fait : l'expérience a été consultée et la pénétration de Delpech a découvert une partie des causes du mal. Il semblerait qu'on dût dorénavant suivre cette marche si sage ; il n'en sera point ainsi : on abandonnera l'observation directe pour se livrer de nouveau à des théories, curieuses peut-être, mais trop faiblement établies pour pouvoir résister à un examen sérieux. Dans la séance du 26 novembre 1836, de l'Académie royale de médecine de Paris (2), M. Martin, chirurgien orthopédiste, revenant sur une opinion plusieurs fois conçue et abandonnée, et naguères encore présentée par M. Cruveilhier (3) avance que la cause de la

(1) Ortomorph. ; tom. II. pag. 322-325.
(2) Bulletin de l'Académie, 15 novembre 1836.
(3) Op. citat., pag. 7.

difformité du pied-bot congénial tient à l'absence des eaux de l'amnios. Il rapporte à l'appui de cette opinion une série d'observations curieuses. Voici le fait principal sur lequel s'est appuyé M. Martin pour établir sa conviction :

Un enfant qui venait de naître avec deux pieds-bots en dedans, lui ayant été adressé par Dupuytren, M. Martin fut frappé de voir cet enfant se pelotonner spontanément et donner à son corps la forme ovoïde qu'il avait affectée dans la cavité de l'utérus : les cuisses se fléchirent sur le bassin, les jambes sur les cuisses et les pieds vinrent d'eux-mêmes s'appliquer contre les fesses et se croiser incomplètement l'un sur l'autre dans l'attitude du pied-bot : ce pelotonnement spontané était, selon M. Martin, la nature prise sur le fait dans la production du pied-bot. Le mécanisme de cette déformation lui apparut comme un trait de lumière ; évidemment le pied-bot était le résultat d'une pression directe exercée par l'utérus sur l'extrémité pelvienne du fœtus (1).

Ce fait joint à beaucoup d'autres, et dont le nombre ne s'élève pas à moins de soixante-un, sert à défendre la théorie de l'auteur. Il établit que, dans tous les cas, il y a absence relative

(1) Bulletin, etc., séance du 3 juin 1838.

des eaux de l'amnios à une époque quelconque de la grossesse ; que, par suite de cette absence, la matrice exerce une pression directe sur les pieds et les déforme ; que des symptômes, toujours les mêmes, annoncent pendant la gestation la déformation dont il s'agit ; que constamment les femmes éprouvent, vers le cinquième ou le sixième mois, quelquefois plus tard, une douleur fixe et souvent insupportable qui se fait sentir vers l'épigastre quand l'enfant se trouve dans la situation verticale, et aux hypochondres quand il est en travers, douleurs que M. Martin explique par le contact des pieds avec les parois de la matrice ; que constamment aussi les femmes accusent une pesanteur incommode au périnée et au fondement ; que le ventre est ordinairement plus petit que dans les grossesses normales ; que si, par une sorte de contradiction, la naissance des pieds-bots est précédée parfois d'un écoulement abondant de fluide amniotique, c'est que ce fluide, en petite quantité jusqu'au septième ou huitième mois, n'aura été sécrété dans des proportions convenables que plus tard et lorsque le renversement des pieds se sera déjà effectué ; qu'en raison du même principe les jumeaux doivent y être plus particulièrement exposés ; c'est, dit-il, ce que démontre l'expérience.

Toutes ces théories nous paraissent incomplètes et inexactes, en ce qu'elles n'ont pris qu'un seul fait, ou un très-petit nombre d'observations pour en déduire des principes généraux. Pourquoi donc négliger sans cesse la formation des pieds-bots accidentels ? Est-ce parce que leur développement ne s'accorde point avec le système proposé ? ils sont cependant assez fréquents pour entrer en ligne de compte.

Nous pensons que, dans l'état actuel de nos connaissances, il n'est pas possible d'établir une théorie qui, embrassant l'ensemble des faits, nous permette d'expliquer la formation des pieds-bots, nous sommes même disposé à croire que cette théorie n'existera jamais ; la diversité des causes qui amènent les difformités du pied, nous semble devoir être, pour toujours, un obstacle à la découverte d'un principe unique qui les dominerait toutes.

Exposons les faits. Au mois de mai 1836, Eugène G.., de Thionville, vient au monde et présente une très-légère déformation des deux pieds ; cette déformation disparaît au moindre effort d'une main étrangère, quelquefois même la contraction seule des muscles antérieurs de la jambe place les pieds dans une direction normale. Les parents, attentifs à ce vice de conformation, prennent des précautions nombreuses pour obtenir le redressement des membres ; ils n'y parviennent pas. Les pieds prennent de jour en jour une direction plus vicieuse : le tendon d'Achille devient raide, il fait saillie sous la peau : à vingt-un mois l'enfant, quoique très-fort, ne peut pas marcher : placé debout, les pieds portent sur le bord externe, et le talon commence à abandonner le sol. Je fais la section du tendon d'Achille aux deux pieds, ils se redressent à l'instant même ; quinze jours après la guérison est complète.

Qu'indique ce fait? si je ne me trompe, une répartition inégale des forces entre les extenseurs et les fléchisseurs du pied ; par suite, les muscles jumeaux entraînent le talon, ils le soulèvent. Remarquons de suite, pour prévenir toute objection, que les muscles de toute la jambe sont bien développés, et qu'il n'y a nulle apparence d'atrophie. Si l'on voulait avancer que la déviation tenait à une obliquité primitive des surfaces articulaires, je demanderais de suite comment le pied se redressait avec tant de facilité, et comment il s'est maintenu dans une position normale après la section du tendon d'Achille ?

La déviation des pieds doit donc être attribuée, chez ce jeune sujet, à une inégale répartition de force entre les extenseurs et les fléchisseurs.

La jeune Ida Auvert, dont l'observation complète se trouve plus bas, est née avec un pied-bot du côté droit ; elle présentait, en naissant, une difformité si grande, que les parents crurent inutile de s'en occuper, la jugeant incurable. Lorsque je la vis, le talon existait à peine, l'astragale était fortement déjeté en dehors, le scaphoïde avait suivi l'astragale, sa tubérosité interne, devenue supérieure, faisait saillie sous la peau. Des efforts, même violents, ne ramenaient pas le pied à sa direction naturelle : la section du tendon n'en permit point le redressement immédiat. Tous ces faits n'annoncent-ils pas que la déformation était principalement due à la vicieuse disposition des surfaces articulaires ?

Que penser de la formation du pied-bot congénial par l'attitude du fœtus, ainsi que l'admet M. Cruveilhier, ou par la compression de l'utérus, comme le veulent MM. Stoltz (1) et Martin ? Nous la croyons possible, et certes, lorsqu'on examine les faits produits par ces auteurs pour défendre

(1) Mémoire sur une variété particulière du pied-bot.

leur opinion, lorsqu'on jette les yeux sur la figure représentée dans l'ouvrage de M. Cruveilhier (1), il est impossible de ne point regarder l'une et l'autre de ces causes, comme étant au nombre de celles qui peuvent concourir à la production du pied-bot. Mais admettre que cette cause soit unique, prétendre tout expliquer par ce seul fait, c'est évidemment commettre une erreur.

M. Cruveilhier (2) s'est chargé de réfuter M. Martin, et, chose digne de remarque, une partie de ses objections peut être adressée au système qu'il défend, et qui, d'ailleurs, ne s'éloigne guère de celui de M. Martin. Est-il bien constaté, dit M. Cruveilhier, que dans tous les cas de pied-bot, il y ait eu pénurie des eaux de l'amnios ? Nest-il pas constaté au contraire, que, dans un grand nombre d'accouchements à sec, comme on le dit, les enfants sont venus parfaitement conformés, tandis qu'on a vu des pieds-bots entourés d'une grande quantité de liquide amniotique ?

Presque tous les faits avancés par M. Martin sont successivement examinés et mis en doute par M. Cruveilhier.

(1) Anatomie patholog.; planche II, fig. 1re; 2me livr.
(2) Bulletin de l'Acad. roy. Nos 18 et 19. Juillet 1838.

Quelle que soit la valeur des objections présentées par M. Cruveilhier, nous n'en persistons pas moins à penser que la position du fœtus dans la matrice, et la petite quantité des eaux de l'amnios, peuvent être admises au nombre des faits producteurs des pieds-bots.

Une quatrième cause peut donner naissance aux pieds-bots congéniaux ; ce sont les convulsions du fœtus dans le sein de la mère. J'ai vu plusieurs fois des enfants qui naissaient avec des membres grêles, des muscles contracturés, et qui semblaient être encore dans un état de spasme. Chez les uns, les pieds, et quelquefois les mains, étaient déviés, offrant tous les caractères de la maladie que nous étudions. Chez plusieurs, les facultés intellectuelles sont restées faibles, voisines de l'imbécillité, et la déformation des pieds, inapparente ou inaperçue au moment de la naissance, s'est développée avec l'âge. En voici un exemple remarquable.

G.... d'un village voisin de Metz, naît avec une déviation des pieds, visible mais peu marquée. Cet enfant est maigre, chétif : son intelligence ne suit pas les progrès de l'âge. Peu à peu les muscles antérieurs de la jambe se contractent, les tendons du jambier antérieur et des extenseurs du pouce et des orteils font saillie sous la peau qu'ils soulèvent, les orteils se redressent, quittent le sol ; successivement, tous les os du tarse suivent ce mouvement; vers l'âge de dix ans cette rétraction fait des progrès rapides, la jambe maigrit ; le pied redressé fait un angle très-aigu avec le tibia ; il forme actuellement un des exemples les plus marqués de pied-bot calcanien (1). Les mouvements des membres pelviens et thoraciques agités par des contractions involontaires, sont difficilement réglés par le malade. Cette observation ne tend-elle pas à démontrer l'influence du trouble nerveux encéphalique et rachidien sur le développement du pied-bot ?

Le frère cadet de cet enfant, visiblement plus fort et plus grand, est né bien conformé : il a vécu ainsi sept ans, se portant parfaitement bien. Depuis deux ans, sans cause visible ni appréciable, les muscles jumeaux se sont rétractés, le calcanéum ne porte plus sur le sol, les pieds sont déjetés en dedans : le pied droit a plus dévié que le gauche. J'ai opéré cet enfant et sa guérison est complète.

Ces observations peuvent donner naissance à de nombreuses réflexions. N'est-il pas remarquable

(1) Voy. planche V.

que chez l'un, le pied-bot calcanien congénial s'accroisse rapidement vers l'âge de dix ans, et que chez l'autre frère, les pieds-bots en dedans naissent et se développent en peu d'années sans cause connue ? Est-ce une irritation chronique des muscles du mollet qui aura produit ce changement pathologique ? Est-ce un effet morbide de l'innervation ? Questions difficiles à résoudre, et qui, à mon sens, attestent qu'il y a encore de l'inconnu dans l'étiologie du pied-bot.

Les pieds-bots accidentels doivent souvent leur origine aux convulsions de l'enfance. Cette déformation des pieds, faible d'abord, grandit en quelques années ; elle peut arriver, comme le pied-bot congénial, à un degré extrême. Il est à remarquer que les convulsions n'entraînent le plus souvent que la déformation d'un seul pied, et que, si cet accident arrive chez des enfants de quatre ou cinq ans, la difformité se redresse avec plus de facilité que lorsqu'elle est originelle. Plusieurs causes, qu'on comprend aisément, donnent la raison de cette différence.

En présence de ces faits n'est-il pas permis de penser, ainsi que nous l'avons dit, que le fœtus éprouvant des convulsions dans l'utérus, les pieds-bots congéniaux puissent se former sous l'influence de cette cause? Quoique l'observation directe ne nous prête point son appui, l'analogie nous autorise suffisamment à croire qu'il en doit être ainsi, et nous n'hésitons point à l'admettre.

Enfin, il nous reste à signaler un fait, rapporté par Delpech (1); c'est celui d'un pied-bot consécutif à un rétrécissement de l'aponévrose plantaire: circonstance remarquable et unique jusqu'à présent.

En résumant les faits présentés nous trouvons que les pieds-bots congéniaux ou accidentels peuvent se développer 1° sous l'influence d'une répartition inégale de force entre les muscles extenseurs et les fléchisseurs de la jambe et du pied; 2° d'une disposition vicieuse des surfaces articulaires; 3° de la mauvaise attitude du fœtus dans l'utérus; 4° de la compression de cet organe sur les membres flexibles de l'enfant; 5° de convulsions éprouvées dans l'utérus; 6° de convulsions pendant la première enfance; 7° d'une inflammation chronique des muscles de la jambe; 8° d'un défaut d'innervation des nerfs tibiaux produite par une maladie de l'encéphale ou de la moelle épinière sans convulsions préalables;

(1) Orthomorph.

9° de la rétraction de l'aponévrose plantaire; 10° de la rétraction musculaire sans cause appréciable. Il faut encore ajouter que les pieds-bots existent souvent chez les enfants monstrueux, et chez ceux dont les facultés intellectuelles sont peu développées.

Si nous cherchons actuellement l'explication des changements de nutrition survenus dans les membres affectés de pieds-bots, nous la trouvons d'abord dans la diminution du calibre de l'artère qui, dans quelques affections anciennes, perd jusqu'aux deux tiers de son diamètre. Cet obstacle à l'abord du fluide réparateur rend compte de la réduction de l'atrophie, de l'abaissement de température du membre malade.

Il a été en outre constaté par M. Guérin que, dans toutes les difformités du système osseux, les artères, au lieu de s'adapter comme les muscles au degré de raccourcissement de l'espace qu'elles mesurent, et par conséquent au lieu de se porter en ligne droite comme les muscles, suivant la direction des cordes des courbures, s'adaptent à ces courbures, les suivent, ou bien, dans les cas où elles sont libres, deviennent flexueuses et d'autant plus flexueuses, que le trajet qu'elles avaient à parcourir est plus réduit. Ce fait a lieu d'une manière sensible dans les déviations de l'épine et les courbures des membres principalement. Il faut ajouter qu'au niveau de la convexité des inflexions artérielles, presque toujours les parois du vaisseau sont dilatées.

Le système veineux obéit, dans les changements de direction des veines, aux règles du système artériel. Mais M. J. Guérin a signalé un fait général fort important, relatif à ce système, savoir : sa prépondérance très-marquée; prépondérance générale chez tous les sujets atteints de fortes et anciennes déviations de l'épine, et locale dans toutes les parties frappées des difformités, comme les membres luxés ou atteints de pieds-bots. Toujours dans ces deux ordres de faits, le système veineux accuse un développement exagéré, soit par la prédominance directe et générale du calibre et du nombre des vaisseaux veineux, soit par la coloration violacée des parties qui sont le siége de ce développement. C'est à l'aide de cet ordre de faits et de ceux relatifs à la réduction du calibre des artères, et à l'impuissance de l'hématose chez les sujets frappés de fortes déviations de l'épine, que M. Guérin a rendu compte de la dégénérescence graisseuse qu'on remarque dans tous les tissus de ces derniers individus, et de la transformation graisseuse partielle des parties atteintes de difformités partielles.

Relativement au système musculaire, M. Guérin est parvenu, par de nombreuses recherches, à établir comme lois de l'organisme malade que 1° dans toutes les difformités anciennes, les muscles, au lieu de continuer leurs rapports primitifs avec la portion du squelette déviée, tendent à se raccourcir et à se diriger en ligne droite entre les deux points d'insertion; 2° que la transformation des muscles est *graisseuse* ou *fibreuse*: graisseuse, dans les conditions où les muscles sont comprimés et frappés d'inertie; fibreuse, lorsqu'ils sont soumis à des tractions exagérées (1).

Terminons ce chapitre par l'énumération statistique des pieds-bots. M. Bouvier (2) rapporte que sur quatre-vingts cas de pieds-bots recueillis dans divers auteurs ou observés par lui-même, les deux cinquièmes étaient doubles, un tiers siégeait au pied gauche, et un quart au pied droit. Sur soixante cas, les trois cinquièmes ont été observés sur des garçons, et deux cinquièmes seulement sur des filles.

(1) Extrait du rapport fait à l'Académie royale des sciences, par M. Double, 21 août 1837.

(2) Dict. de méd. et chir. prat. art: pied-bot.

Sur soixante-un cas observés par M. Martin, vingt-six étaient doubles et trente-cinq simples; parmi ceux-ci dix-huit existaient au pied droit et dix-sept au pied gauche. Relativement au sexe, quarante-cinq appartenaient à des garçons et seize à des filles. D'où M. Martin conclut, en opposition avec les chiffres fournis par M. Bouvier que la déviation du pied droit, loin d'être moins fréquente que celle du pied gauche, l'est au contraire un peu plus, et que si la proportion des garçons est fort supérieure à celle des filles, c'est qu'ils sont généralement plus volumineux, et par cela même plus exposés (selon l'étiologie de M. Martin), toutes choses égales d'ailleurs, à être pressés par la matrice.

Sur trente-une observations recueillies par M. Held dans différents auteurs, la maladie a été dix-neuf fois double; deux fois, plus prononcée à l'une des jambes; une fois, même, il existait un pied-bot en dedans à une jambe et un pied-bot calcanien à l'autre.

J'ai observé vingt-un sujets affectés de pieds-bots, et j'ai trouvé treize garçons et huit filles; neuf avaient les deux pieds déformés. Sur les douze sujets qui n'avaient qu'un pied malade, sept l'étaient du pied droit et cinq du pied gauche:

la maladie a été quinze fois congéniale et six fois accidentelle. Je n'ai jamais trouvé de pied-bot accidentel double.

En présence des chiffres contradictoires fournis par ces statistiques partielles il faut reconnaître que la science ne possède pas encore un nombre suffisant de faits pour établir des lois générales sur les formes des pieds-bots, leur fréquence relative chez les deux sexes, soit qu'un seul des pieds ou tous deux présentent cette difformité.

La maladie que nous étudions peut-elle être héréditaire? Dans l'état actuel de la science nous ne pouvons pas encore donner une solution affirmative: voici quelques faits. A Mardigny, en Suisse, les quatre frères Vaullion, dont l'histoire est citée par M. d'Ivernois, étaient tous nés avec les pieds tordus en dedans.

M. Helt parle d'une famille des environs de Lauterbourg, qui compte six enfants affectés de torsion congéniale des pieds. Ici la maladie était héréditaire, on peut au moins le supposer puisque l'un des parents était affecté de la même difformité. J'ai cité l'histoire (1) des deux frères G... dont l'un présente deux *pieds-bots calcaniens* et l'autre

(1) Voy. page 41.

deux *pieds-bots en dedans :* deux sœurs de la même famille sont jusqu'à présent régulièrement conformées. Je connais plusieurs pères de famille, pieds-bots congéniaux ou accidentels, et dont les enfants n'ont aucune difformité. La ville de Metz est habitée par un homme de cinquante ans, dont les deux pieds sont horriblement déjetés en dedans et qui a donné naissance à deux filles parfaitement conformées.

ANATOMIE CHIRURGICALE.

La région tibio-tarsienne doit appeler sérieusement l'attention du chirurgien qui se propose de pratiquer la section du tendon d'Achille. Les accidents les plus graves peuvent être la conséquence de l'oubli des rapports anatomiques. Une artère volumineuse et des veines importantes sont exposées à être lésées pendant l'opération, si elle n'est pas faite avec les précautions prescrites par la prudence.

Pour répondre à notre but, nous limiterons la région tibio-tarsienne à toutes les parties placées à un pouce au-dessus des malléoles, jusqu'aux articulations tarso-métatarsiennes. Cette région, observée dans son intégrité, présente en dedans 1° la malléole interne, au-dessus et en avant de sa pointe, une excavation qui sépare le tendon du jambier postérieur de celui du jambier antérieur; 2° en dehors, la malléole externe, séparée du dos du pied par un creux qui correspond à l'excavation astragalo-calcanienne. La partie postérieure et inférieure de la malléole, se prolonge en apophyse derrière laquelle glissent les tendons des muscles péroniers latéraux: plus en arrière encore vient la tubérosité formée par la face externe du calcanéum; 3° en avant, le coude-pied est plus ou moins convexe, il n'a de remarquable que les reliefs formés par les tendons extenseurs des orteils; 4° en arrière, la peau est fréquemment repoussée par le tendon d'Achille, dont la saillie détermine la formation de deux gouttières latérales, variables en profondeur, selon l'âge, le degré d'embonpoint et le degré de tension du tendon.

La peau présente, dans ce court espace, de très-notables changements. Fine, mince, peu extensible sur la malléole interne, elle s'épaissit sur le coude-pied et présente des plis transversaux chez les adultes; des veines volumineuses la parcourent et la colorent: arrivée vers la malléole externe, elle devient plus souple, plus extensible, la couche de tissu cellulaire sur laquelle elle repose permet, avec une grande facilité, la réunion immédiate de plaies peu étendues; circonstance importante et sur laquelle nous appelons dès à présent une sérieuse attention. Tout-à-fait en arrière, la peau s'épaissit, se ride: arrivée à la hauteur du calcanéum, elle se couvre souvent de callosités. La veine saphène interne et le nerf du même nom, rampent sur la malléole interne à peu de distance du tendon du jambier antérieur : la veine passe même sur ce tendon lorsqu'il est arrivé à la hauteur de l'articulation du scaphoïde avec le premier cunéiforme. La malléole reçoit en avant l'extrémité du ligament annulaire antérieur du tarse. Le ligament annulaire interne naît de son bord postérieur pour se porter sur la saillie interne du calcanéum. Ce ligament annulaire interne, faisant suite à l'aponévrose jambière, convertit en arcade complète l'échancrure tibio-calcanienne, et bride ainsi les tendons, les vaisseaux et les nerfs qui passent de la région jambière postérieure à la plante du pied. Cette arcade est divisée par une cloison, ce qui transforme en canal la fosse inter-osseuse postérieure. Sa portion antérieure est à son tour séparée en deux par une seconde cloison très-courte et fort épaisse. L'une, postérieure, plus large et beaucoup moins solide, renferme le muscle fléchisseur propre du gros orteil, *les vaisseaux et les nerfs tibiaux postérieurs*. L'autre, antérieure, formant un canal ostéo-fibreux très-solide, se trouve encore subdivisée en deux coulisses placées l'une contre l'autre, pour le tendon du fléchisseur commun des orteils, qui est en arrière, et pour celui du jambier postérieur, qui est en avant, et comme collé sur la face postérieure de la malléole.

S'il arrivait que le jambier postérieur s'opposât, par sa rétraction, à ce que le pied reprît sa forme, il faudrait se garder d'en faire la section immédiatement derrière la malléole : à cette hauteur le tendon se trouve enveloppé d'une coulisse fibreuse, tapissée d'une membrane synoviale : une blessure de ces parties produirait, presque certainement, une inflammation grave qui pourrait se transmettre à la capsule synoviale de l'articulation. Le seul point qu'on pourrait choisir pour diviser ce tendon, serait immédiatement au-dessus de la malléole. Cette nécessité ne s'est pas encore présentée. La disposition des parties ne me paraît pas rendre possible la section seule du tendon du fléchisseur du gros orteil, à moins que par la saillie considérable qu'il ferait sous la peau, il ne se présentât facilement à l'action du bistouri.

Sur le coude-pied, la plus faible contraction met en relief les tendons du jambier antérieur et des extenseurs des orteils. Le tendon du muscle jambier antérieur se trouve séparé du tendon de l'extenseur propre du gros orteil, par une cloison cellulo-adipeuse. La section de ces deux tendons peut être faite sans danger : ils ne sont point entourés par une gaine synoviale et l'artère pédieuse, située profondément, se trouve placée au côté externe du tendon de l'extenseur propre du gros orteil.

Derrière la *malléole externe* se trouvent les tendons des muscles péroniers latéraux : d'abord placés sur la face externe du péroné, ils se contournent graduellement en arrière. La coulisse qui les renferme ne parait être qu'une suite du canal aponévrotique qui les maintenait isolés à la jambe : arrivés derrière la malléole, ils y creusent un canal profond, dans lequel ils sont maintenus par un tissu fibreux résistant, qui en forme la cloison postérieure. Immédiatement au-dessus de la malléole externe, ces tendons sont placés sous la peau : c'est le lieu qu'il faudrait choisir exclusivement à tout autre pour pratiquer la section de ces tendons. L'on serait dans la nécessité de couper tous deux à la fois les tendons du long et du moyen péroniers ; ils sont trop étroitement unis pour que l'instrument puisse diviser l'un sans atteindre l'autre : cette division, indispensable dans le cas de pied-bot en dehors, n'aurait aucun inconvénient, malgré la présence des fibres musculeuses qui se prolongent sur le tendon du moyen péronier, jusqu'au bas de la malléole externe.

Les vaisseaux de cette région sont trop peu

importants pour donner à cette opération aucune gravité. Ce sont : l'artère malléolaire externe, quelques autres rameaux très-faibles de la tibiale antérieure, et, lorsqu'elles existent, les branches antérieure et postérieure de la péronière. Les veines qui accompagnent ces artères ne sont pas plus importantes. Une seule mérite d'être notée: c'est la saphène externe. Venue du dos du pied, comme la saphène interne, elle serpente dans la couche celluleuse sous-cutanée, et passe derrière la malléole pour arriver dans la gouttière péronéo-calcanienne. Le *nerf saphène* externe est le seul qu'on voie aux environs de la malléole externe ; la section de ses faibles rameaux n'aurait aucune influence sur la marche de l'opération.

Ce qu'il y aurait de plus désagréable, sans présenter cependant aucune gravité, serait la division de la veine saphène externe.

Portons actuellement notre attention sur la partie postérieure de la jambe : le tendon d'Achille s'y fait remarquer par sa force, son volume, et par la manière dont il s'insère sur le calcanéum : insertion qui n'a lieu que dans la moitié inférieure de la face postérieure de cet os, tandis que sa moitié supérieure s'en trouve séparée par une bourse synoviale assez étendue.

Lorsque le tendon d'Achille se sépare des fibres charnues des muscles jumeaux et solaire, son diamètre transversal est variable suivant les sujets, mais il a généralement dix à douze lignes ; bientôt il se rétrécit, et ne forme plus qu'une corde volumineuse, à peu près ronde : à un demi-pouce du calcanéum, le tendon s'élargit de nouveau, et l'aplatissement de ses fibres augmente au point de leur permettre d'embrasser toute la partie postérieure de cet os : c'est là que se trouve la bourse muqueuse. Si l'on examine le tendon antérieurement, l'on remarque que les fibres charnues l'accompagnent beaucoup plus bas que postérieurement ; il en résulte que le tendon, parfaitement isolé, n'a pas plus de deux pouces de longueur. Cette remarque est très-importante pour le succès de l'opération : si vous incisez haut, vous tombez nécessairement sur les fibres charnues ; elles peuvent s'enflammer et amener des suppurations fâcheuses. Si le bistouri est porté trop bas, on peut ouvrir la bourse muqueuse ; la synovie qui s'en échappera sera encore un obstacle à la rapidité de la guérison.

Pour que la section du tendon d'Achille soit faite dans les conditions les plus favorables, il faut choisir le point qui correspondrait au milieu de la malléole externe si l'on tirait une ligne transversale.

L'abondance de la couche cellulo-adipeuse qui entoure le tendon est une condition fort heureuse pour obtenir une guérison prompte. Cette couche forme autour du tendon une véritable gaîne dans laquelle s'épanchent les sucs qui permettent la réunion des bouts divisés. Lorsque la section du tendon a lieu, il se passe un phénomène intéressant, et qui s'oppose de suite à ce que l'air vienne se mettre en contact avec le tendon. Voici comment : à peine l'instrument a-t-il divisé le tendon qu'il se rétracte avec force, entraînant avec lui la gaîne celluleuse qui lui adhère, et qui tirée de bas en haut, se ferme, comme une boutonnière, en suivant le retrait de l'instrument.

Les rapports des vaisseaux et nerfs tibiaux postérieurs avec le tendon d'Achille, méritent une attention particulière. Chez l'adulte, l'artère tibiale postérieure, longe supérieurement le tendon d'Achille, dont elle est séparée cependant par une couche assez abondante de tissu cellulaire : à la hauteur de la malléole interne, l'artère se détourne pour se porter en dedans et en bas, s'enfonçant alors dans la gouttière tibio-calcanienne. Cette artère est accompagnée par la veine tibiale qui, très-communément, présente deux troncs ; l'un placé au côté externe et postérieur de l'artère, et l'autre au côté interne. Le nerf tibial est placé au devant et au côté externe du vaisseau artériel, mais il n'est pas rare de voir le nerf tibial se placer au côté interne de l'artère, et rejeter celle-ci vers le tendon d'Achille : j'ai, en écrivant, cet exemple sous les yeux. L'artère tibiale fournit un assez grand nombre de branches peu importantes, mais il en est une destinée à s'anastomaser avec la malléole externe, qui passe obliquement de haut en bas, au-devant du tendon d'Achille. Cette branche pourrait être lésée si l'on enfonçait l'instrument trop perpendiculairement à la surface des tissus.

Chez les jeunes sujets, la disposition des parties diffère notablement de celle de l'adulte. L'abondance du tissu cellulaire graisseux, le faible volume du tendon d'Achille et le peu d'énergie des muscles, permettent à la jambe de présenter, à sa partie inférieure, une forme presqu'exactement cylindrique. L'artère est proportionnellement plus forte que dans un âge plus avancé ; les fibres aponévrotiques qui la protègent et la recouvrent derrière la malléole interne, existent à peine : aussi sent-on ce vaisseau battre très-superficiellement sous peau. Les veines, volumineuses, gorgées de sang, enveloppent l'artère dans presque toute sa circonférence. Le développement incomplet du membre rapproche toutes les parties qui le composent, de là une véritable difficulté et même des dangers, en ce qui concerne la section de l'artère, lorsque l'opération est faite imprudemment, ou en s'éloignant des règles que nous tracerons plus bas. Ces dangers sont encore augmentés par les changements survenus dans la partie inférieure de la jambe, lorsque le pied-bot est complètement formé. Toutes ces circonstances doivent être notées; elles sont de la plus haute importance pour le médecin opérateur.

Le tendon d'Achille, au lieu de se diriger perpendiculairement par rapport à l'axe de la jambe, dévie en dedans pour suivre l'extrémité postérieure du calcanéum, conséquemment il se rapproche de l'artère. Celle-ci, obéissant à la loi si heureusement signalée par M. Guérin, devient d'autant plus flexueuse, que le trajet qu'elle devait parcourir est plus réduit; elle se courbe suivant la direction de la courbure du membre : l'artère et le tendon sont donc presqu'immédiatement en contact. Le système veineux obéit dans les changements de directions aux règles du système artériel : il acquiert une prépondérance très-marquée, et cette circonstance, jointe à la diminution de calibre du vaisseau artériel, est extrêmement heureuse pour protéger ce dernier contre la piqûre des instruments tranchants.

Toutes ces remarques anatomiques nous conduisent à conclure que, pour éviter la lésion de l'artère, il faut nécessairement attaquer le tendon par son bord interne, en le côtoyant le plus près possible.

INDICATIONS THÉRAPEUTIQUES ;

Traitement.

La difformité souvent affreuse, produite par le développement du pied-bot, la gêne de la marche, et les accidents qui l'accompagnent, inspirent promptement aux parents, et plus tard, au malade lui-même, le désir de remédier à cet accident; beaucoup n'hésitent point à faire les plus grands sacrifices pour faire disparaître cette pénible infirmité. Mais, jusqu'à ce jour, combien d'espérances trompées! combien de courage, de patience et de dépenses pour des résultats douteux ou incomplets! Ce n'est point que les médecins aient méconnu le but et les indications à remplir pour l'atteindre: le but est évident; les indications sont faciles: elles se réduisent au *rétablissement de la forme et de la fonction* du pied malade. Les travaux d'un grand nombre de médecins n'ont été dirigés que par cette pensée; quelques résultats heureux attestent qu'ils avaient bien compris la nature du mal, mais un grand nombre d'insuccès prouve qu'ils n'avaient pas aussi facilement trouvé le remède.

Quelles que soient les causes du pied-bot ; les dérangements pathologiques fondamentaux se réduisent à la rétraction de l'un ou de plusieurs des muscles de la jambe et à la déviation plus ou moins prononcée des surfaces articulaires. Voilà le mal : Est-il constamment curable ? jusqu'à quel âge l'est-il ? quelles circonstances peuvent s'opposer à la guérison ? Questions importantes qu'il faut examiner avant de tracer les règles du traitement.

Les succès étonnants obtenus récemment chez les individus dont les pieds étaient horriblement difformes ; chez lesquels existaient depuis longtemps des calus énormes, des ulcères, l'amaigrissement, l'atrophie et la paralysie presque complète des membres inférieurs ; succès qui se multiplient chaque jour et permettent d'affirmer que presque constamment les pieds-bots sont curables. L'âge avancé est cependant un obstacle ; on s'exposerait à un insuccès si les os avaient acquis tout leur volume et toute leur dureté, si des ankyloses existaient, ou si les surfaces articulaires, usées par le frottement et la pression, avaient enlevé aux os le poli qui en permet le glissement, et l'épaisseur qui s'opposerait au retour de la forme normale du pied.

Il ne faut cependant pas désespérer trop facilement; l'on a obtenu la guérison de pieds-bots chez des hommes âgés de quarante ans et plus. Il y aura une contre-indication évidente à tout traitement si le malade est paralysé des extrémités inférieures, par suite d'une maladie de la moelle épinière, exemple que nous avons rencontré, ou s'il existe une luxation congéniale de l'un des os du tarse, ainsi que cela se présentait chez le sujet observé par le professeur Ehrmann.

Le retour de ces circonstances est si rare qu'on peut aujourd'hui avancer comme vérité démontrée par l'expérience que presque toujours le pied-bot, quelle que soit sa forme, est promptement curable.

La première pensée des médecins de l'antiquité et spécialement d'Hippocrate, fut de s'opposer à l'effet des muscles rétractés en employant des machines qui pussent ramener le pied à sa forme primitive. Plus récemment M. A. Séverin et Ambroise Paré firent usage de médicaments toniques pour fortifier les membres malades. Benj. Bell pensa qu'il fallait s'opposer aux effets des muscles contracturés et raccourcis, par des topiques émollients long-temps prolongés. Mais que peuvent les frictions excitantes et les manipulations ? Que peuvent les vapeurs, les douches et les bains émollients contre le raccourcissement des muscles, leur contracture incessante et la déviation des surfaces articulaires ? Ces faibles moyens ont presque constamment échoué; s'ils paraissent avoir quelquefois réussi, l'on peut, sans trop d'invraisemblance, en faire honneur à la nature seule, car plusieurs fois elle a opéré, contre toute attente, des cures remarquables. M. Stoltz a connu un jeune garçon, né de parents pauvres, qui avait un renversement très-marqué du pied en dedans. Ce ne fut que lorsqu'il commença à marcher qu'on lui fit faire des brodequins tout-à-fait simples, et plus tard, il portait des chaussures ordinaires accommodées à sa difformité. Il n'en guérit pas moins spontanément vers l'âge de dix ou douze ans. Habitué dès son enfance à porter de pesants fardeaux, cet exercice l'obligeait d'appliquer fortement la plante du pied sur le sol, tandis qu'il s'efforçait lui-même d'en ramener la pointe en dehors autant qu'il lui était possible. Cet exercice suffit enfin pour rétablir la longueur et l'équilibre musculaires, et à l'âge de vingt ans, il était impossible de s'apercevoir qu'il eût jamais été affecté de pied-bot.

Richter cite une observation non moins remarquable de guérison spontanée. Un jeune homme, affecté depuis sa naissance de pieds-bots doubles prononcés, apprend, vers l'âge de quatorze ans, le métier de tailleur. Assis continuellement depuis cette époque, les jambes croisées, comme le comporte l'exercice de sa profession, il remarqua bientôt avec étonnement, que ses pieds commençaient à se redresser. La guérison fit insensiblement des progrès, et finit enfin par être parfaite; c'est au relâchement continuel des muscles extenseurs et adducteurs qu'il faut évidemment la rapporter (1).

Ces cures heureuses, que le hasard produit, sont beaucoup trop rares pour autoriser une temporisation systématique comme moyen thérapeutique. Il n'est point de médecin, que je sache, qui en ait fait la proposition formelle. Loin de là, l'on a voulu agir, et souvent agir avec énergie. Nous pouvons nous rappeler que quelques auteurs n'ont point hésité à proposer l'application de bottines en fer. Mieux inspirés, Venel, Bruckner, d'Ivernois ont proposé de combiner, avec l'emploi des appareils, les médications toniques et émollientes, pour agir tout à la fois sur les muscles allongés et les muscles contracturés.

(1) Held. Dissert. cit.

L'on n'a point tardé à s'apercevoir que la médication émolliente surtout, a le grave inconvénient de trop assouplir la peau, de la ramollir, de l'exposer aux excoriations ; accidents fâcheux qui paralysent les moyens mécaniques, et même forcent à les suspendre.

Presque tous les médecins orthopédistes, avertis par l'expérience, se sont arrêtés à l'emploi de la puissance mécanique, comme unique ressource contre la difformité des pieds ; l'on pouvait dire, il y a peu de temps, qu'en ce moyen seul se résumait toute la thérapeutique des pieds-bots. Toutes les machines inventées avaient pour but de créer une puissance qui, en agissant sur le pied qui faisait l'office de levier, luttait contre la résistance produite par l'action musculaire. Ces appareils ont beaucoup varié dans leurs formes, mais ils peuvent tous se rapporter à deux systèmes, celui de la force morte et celui des forces élastiques : le premier compte un grand nombre de machines et quelques bandages, le second renferme les appareils à oscillation sur le mérite desquels les médecins orthopédistes ont émis des idées fort opposées.

La construction des appareils a encore éprouvé de nombreuses modifications ; elles ont été déterminées par les variétés de vice de conformation, par les vues particulières de l'inventeur, ou destinées à satisfaire à certaines exigences de position personnelle ou de fortune.

Tous ces moyens ayant le même but, nous ne parlerons que de ceux qui, par leur simplicité, ou par les succès obtenus et ceux qu'ils promettent, méritent de fixer encore l'attention des praticiens. En première ligne se recommandent par leur simplicité les appareils inamovibles de Larrey, de Seutin, de Dieffenbach. Les deux premiers étant connus et bien décrits dans un grand nombre d'ouvrages et de journaux, nous nous bornons à les rappeler. Voici le bandage du professeur de Berlin.

Après avoir fait redresser convenablement le membre, M. Dieffenbach prend deux bandelettes agglutinatives, ayant à peu près une fois et demie la longueur de la jambe; il en applique un des chefs obliquement au-dessous du mollet, contourne la malléole externe, le dos du pied, sa plante, et revient au côté opposé, de manière que les deux chefs viennent se croiser au côté externe de la jambe. Les deux bandelettes étant ainsi appliquées, dans le but d'empêcher le pied de se reporter en bas et en dedans, le chirurgien place, le long de la face interne de la jambe, un morceau de bande plié en forme d'anse, et mesuré de telle sorte que cette dernière vienne correspondre très-exactement au bord externe de la plante du pied, tandis que les deux chefs réunis s'élèvent jusqu'au-dessus du mollet.

Ces pièces sont fixées au moyen de 8 de chiffre, dirigés de dehors en dedans, de manière à contribuer encore au renversement de la plante en dehors, mais à ne pas comprendre l'anse qui reste, en attendant, libre et flottante. Cela fait, l'opérateur prend une forte attèle, ayant environ un pouce et demi de largeur, s'élevant jusqu'au tiers supérieur de la jambe, et ayant, à un pouce de son extrémité inférieure, une double échancrure à laquelle succède une petite tête applatie; il amène au côté externe du pied l'anse flottante, et y engage le col de l'attèle, qu'il applique ensuite au côté externe du membre, de telle sorte que la tête dépasse le niveau de la plante. Il fixe ensuite le tout solidement et termine de manière à envelopper tout le membre. Par cet appareil, le pied est non-seulement redressé convenablement, mais la progression, loin de nuire à l'action de l'appareil, ajoute encore à son efficacité; car chaque fois que le pied porte sur le sol, c'est la petite tête de l'attèle qui le touche la première; mais le point d'appui qu'elle offre, n'étant pas assez étendu, et étant situé en dehors du centre de gravité du corps, il en résulte, à chaque pas qu'exécute le malade, un mouvement de renversement en dehors. Cet appareil est simple, bien conçu; il peut convenir dans quelques cas de déviations légères et faciles à faire disparaître par l'action de la main.

Le moule en plâtre, proposé par M. J. Guérin et dont nous avons déjà indiqué le mode d'application (1) peut réussir dans les mêmes circonstances que le bandage de Dieffenbach; mais remarquons de suite que ces moyens, qui ne conviennent que chez de jeunes sujets, exigent un temps assez long pour la guérison, et que la difformité peut reparaître lorsqu'ils cessent d'agir. Cette dernière considération est d'une haute importance, car il faut en effet reconnaître que les guérisons obtenues par des moyens mécaniques sont incertaines, souvent incomplètes, et toujours exposées aux rechûtes.

Les appareils ingénieux de Scarpa, Boyer, Delpech et de M. Stœss, orthopédiste de Strasbourg, comptent chacun des succès et un très-

(1) Voy. page 14.

grand nombre de revers. On est forcé d'avouer qu'une foule de sujets, après avoir obtenu une amélioration, souvent très-prompte, ont eu la douleur de voir reparaître la difformité qu'ils avaient combattue pendant des mois et souvent des années de gêne, de douleur, de privations. Tous ces appareils ont des inconvénients et quelquefois ils exposent à des dangers qu'il ne faut pas se dissimuler. En effet, quelque bien construits qu'ils soient, leur application exige des points d'appui pris sur le membre lui-même; de là des pressions, des frottements, des douleurs, des ulcérations et la gangrène même de la peau. L'extension des organes raccourcis est une autre nécessité; de là, des douleurs profondes, l'inflammation, la suppuration, la contracture des muscles.

Sans doute le médecin doit prendre des précautions pour éviter les effets fâcheux de la compression et de l'extension ; ce n'est que lentement et graduellement qu'il doit accoutumer son malade à supporter les appareils, en lui laissant au début des intervalles libres. Malgré ces précautions, il n'est pas rare de voir apparaître de vives douleurs qui annoncent les accidents redoutés : dans ce cas, point d'hésitation ; il faut enlever l'appareil et y renoncer pour toujours si, après deux ou trois tentatives, les mêmes douleurs renaissaient. L'expérience a constaté que, lorsqu'une douleur permanente est le résultat de l'extension, si l'on ne s'arrête au plus tôt, au lieu de faire des progrès, on perd une partie de ce qu'on avait obtenu.

Ces appareils et ces bandages ont beaucoup perdu de leur importance depuis l'introduction de la section du tendon d'Achille dans le traitement des pieds-bots, et le temps n'est pas éloigné où ils seront presque totalement abandonnés. Si l'on excepte les déviations extrêmement faibles où la plus légère traction suffit pour redresser le pied, et où alors le plâtre, l'appareil de Larrey, de Dieffenbach, etc., peuvent convenir et même doivent être employés, car toute opération, quelque peu importante qu'elle paraisse, a ses dangers, si, dis-je, l'on excepte ces cas, la section des tendons viendra remplacer tous ces appareils coûteux, fatigants et incertains : ils ne seront conservés que dans les cabinets pour servir à l'histoire de l'art. La section des tendons est en effet une opération simple, prompte, généralement facile et sans danger : elle a permis en peu d'années de redresser et de guérir radicalement plus de pieds-bots qu'on n'en avait guéri depuis des siècles. Cette opération mérite donc toute notre attention, nous allons la décrire avec des soins minutieux. Commençons par la section du tendon d'Achille.

Il est nécessaire de nous rappeler quelques données chirurgicales. L'artère tibiale postérieure, située au côté interne du tendon, y est accolée, et quelquefois même elle en est recouverte supérieurement; elle s'en détache à la partie moyenne; pour s'en séparer tout-à-fait inférieurement et aller se placer, à peu près, au milieu de la gouttière tibio-calcanienne. Dans ce trajet, des veines volumineuses et le nerf tibial postérieur accompagnent l'artère. Ces organes importants ne conservent plus, nous l'avons vu, leurs rapports normaux lorsqu'un pied-bot existe, lorsque, surtout, il est très-prononcé; la déviation du pied les rapproche du tendon d'Achille; les veines, pathologiquement distendues, et l'artère forment des fléxuosités qui leur font occuper un plus grand espace que dans l'état naturel. Le tendon lui-même mérite un moment d'attention; très-large à sa partie supérieure, il se rétrécit graduellement, jusqu'à ne former qu'une corde volumineuse à peu près arrondie; puis à douze ou quinze lignes du talon, chez les adultes, il s'élargit de nouveau pour aller s'implanter au calcanéum, mais avant de s'y insérer il en est séparé par une bourse muqueuse étendue.

Ces données anatomiques nous avertissent qu'un instrument tranchant, introduit pour couper le tendon d'Achille, peut léser l'artère, les veines, et même le nerf : que cet accident est d'autant plus imminent que le sujet est plus jeune ou le pied-bot plus prononcé. Le danger augmente si le tendon est attaqué trop haut ; s'il est au contraire coupé trop bas, on court le risque d'ouvrir la bourse muqueuse et de laisser s'échapper dans la plaie la liqueur synoviale, dont la présence, sans cesse renouvelée, gênerait la cicatrisation et l'endurcissement de la lymphe plastique qui doit s'interposer entre les deux bouts du tendon divisé. De ces considérations découlent les règles suivantes ; règles précises, absolues lorsqu'on veut pratiquer la section du tendon d'Achille :

1° Le tendon d'Achille doit être divisé, chez les adultes, à quinze lignes au-dessus du calcanéum ; chez les enfants la distance doit varier selon l'âge ; chez les sujets les plus jeunes, on doit toujours s'éloigner du talon de cinq lignes au moins. Si ces données échappent, tirez une ligne transversale qui partage la malléole externe, et vous aurez la hauteur exacte où la division du tendon doit être faite.

2° Le tendon doit toujours être attaqué par le côté interne ; en agissant ainsi, l'on interpose son instrument entre le tendon, les vaisseaux et le nerf.

3° L'ouverture doit être petite et ne jamais traverser la peau de part en part. Ces conditions sont nécessaires pour éviter la suppuration et l'exfoliation du tendon.

Quel instrument doit-on employer pour opérer la section du tendon d'Achille? L'instrument, ou plutôt les instruments ont varié selon les opérateurs : Delpech s'est servi d'un bistouri, tenu à plat, pour diviser la peau et passer derrière le tendon d'Achille, et, pour le couper, d'un petit couteau convexe. M. Stromeyer employa un bistouri pointu, très-étroit et recourbé de manière que le tranchant offrît une convexité (1).

M. Bouvier se sert d'une lancette pour faire une piqûre à la peau, puis il introduit une sorte de petit couteau droit, à pointe mousse, qui n'a guère plus de largeur qu'un kystitome (2).

(1) Archives méd., tom. 4, pag. 103-104.
(2) Bulletin de l'Académ. ; décemb. 1836, pag. 200.

M. Stœss se sert aussi de deux instruments; d'un bistouri à deux tranchants et à lame très-étroite; puis d'un bistouri boutonné, coudé sous un angle très-ouvert, et n'offrant qu'un tranchant convexe d'une petite étendue, sur la partie courbée (1).

Je trouve un grand inconvénient à se servir de deux instruments pour une opération aussi simple; c'est augmenter les difficultés et prolonger la durée de l'opération. Pourquoi retirer l'instrument tranchant lorsque déjà il a parcouru tous les tissus? S'il a blessé des parties importantes, la nécessité d'introduire le second instrument s'opposera à ce que vous combattiez de suite les accidents.

Ces motifs m'ont déterminé à ne me servir, ainsi que le fait M. Duval, que d'un seul instrument, que j'appelle *ténotome* (2). Cet instrument est très-simple (3): c'est une lame fixée sur un manche. La lame est à peu près celle d'un scalpel; elle en diffère par son étroitesse et son mode de terminaison: elle est tout à la fois pointue et convexe sur les deux bords: le tranchant

(1) Held. dissert., pag. 53.

(2) De τένων, tendon, et τομὴ, section.

(3) Voy. planche VI.

ne commence à se courber que vers la pointe; cette forme est adoptée pour éviter l'éraillement de la peau à sa partie interne, lorsqu'on opère la section du tendon d'Achille. Le bord mousse est épais et la courbure en est plus prononcée: cette épaisseur m'a paru nécessaire pour agir avec sûreté sur le tendon, car il oppose chez quelques personnes une résistance assez forte à l'action de l'instrument.

Le tranchant du ténotome regarde la plus grande largeur transversale du manche de cet instrument. Cette disposition est prise pour donner aux doigts un point d'appui très-large, et assurer ainsi la solidité de l'instrument dans la main de l'opérateur.

Position de l'opéré. Lorsque je pratique la section du tendon chez de jeunes enfants, je les fais coucher sur le ventre et soutenir sur les genoux d'un aide intelligent. Quand j'opère des adultes, je leur donne la même position en les couchant sur un lit. Un aide maintient solidement le bas de la jambe, pendant qu'un second aide saisit le pied et le fait fléchir dans le but de tendre et de faire saillir le tendon d'Achille. Si l'opéré est très-jeune, je saisis moi-même le pied, et lui imprime le mouvement que je viens d'indiquer. Armant alors ma main droite du ténotome, j'applique la pointe de l'instrument contre le tendon, pendant que les doigts libres de la main gauche tendent la peau en la faisant un peu glisser en dedans. Dans le *premier temps* de l'opération, j'enfonce mon instrument dans les tissus en le glissant le plus près possible du tendon que je contourne d'arrière en avant et de dedans en dehors. Lorsque, à l'enfoncement de la lame, et quelquefois à la petite saillie externe de la peau, je reconnais que mon instrument a dépassé l'épaisseur du tendon, j'exécute le *second temps* de l'opération : le manche du ténotome est abaissé, et, par suite, le tranchant de la lame est fortement appliqué contre les tissus qui sont à diviser ; j'imprime à l'instrument de très-petits mouvements de va et vient : une sorte de cri m'annonce la division des fibres tendineuses, et, tout-à-coup, un craquement sourd et brusque me fait connaître que le tendon est tout-à-fait divisé. La pression de l'instrument cesse aussitôt, je le retire doucement de la plaie en ménageant soigneusement les tissus. Une dépression plus ou moins étendue, selon la rétraction des fibres musculaires, se fait remarquer dans le lieu où était précédemment le tendon.

Cette opération est peu douloureuse; j'ai vu plusieurs enfants ne pas jeter un seul cri.

Lorsque le ténotome est retiré, quelques gouttes de sang s'échappent de la petite plaie; c'est à peine, quelquefois, s'il en tombe quatre ou cinq. Quand le sang est arrêté, je presse légèrement la petite plaie pour faire sortir celui qui peut s'être accumulé dans les tissus, précaution que je crois utile pour empêcher la formation de caillots, qui, peut-être, détermineraient par leur présence de l'irritation et de la suppuration. Un petit plumasseau enduit de cérat est mis sur la plaie; une compresse longuette et une bande complètent l'appareil. Je laisse les choses en cet état pendant cinq ou six jours: ce temps écoulé, je lève le premier appareil et je trouve la plaie guérie. Le moment est venu de s'occuper du redressement du pied, redressement qui souvent a déjà commencé sous l'influence des contractions actives des muscles extenseurs du pied. J'enveloppe le pied d'une ou de plusieurs compresses longuettes, pliées en plusieurs doubles, et j'applique une bande, large de deux travers de doigt, qui entoure le pied en formant des 8 de chiffre, lesquels descendent du bord externe de la jambe pour se porter sur le bord interne du pied : cette disposition du bandage est de rigueur, elle tend à abaisser le bord interne du pied et à en relever le bord externe : seule elle suffit pour maintenir redressés des bieds-bots faiblement prononcés. Le bandage étant appliqué je place l'appareil à redressement.

Cet appareil est très-simple (1) : il se compose d'une semelle en bois, sensiblement plus large que le pied, et percée de plusieurs mortaises. Un talon en cuir fort, variable en hauteur, selon l'âge du sujet opéré, mais qui cependant ne doit jamais avoir plus d'un pouce et demi, est fixé à la partie postérieure de cette semelle. Au côté interne de ce talon sont attachées deux languettes de cuir, percées d'œillets, et destinées à être lacées sur le coude-pied afin de maintenir le talon contre la semelle. Deux montants latéraux en acier, avec charnière à la hauteur des chevilles, et deux arcs de cercle transversaux, afin de donner de la solidité à ces montants, embrassent, à leur partie inférieure, la semelle qu'ils servent à fixer à l'aide de clous rivés. Le côté externe de l'un des deux montants porte, à la hauteur de la charnière, un rochet destiné

(1) Voy. planche VI ; la figure représente un apparcil pour un enfant de quatre ans.

à être arrêté par une double fourchette. Cette pièce de l'appareil est indispensable pour maintenir le pied au degré de flexion qui lui a été donné. Je n'avais d'abord fait mettre qu'une seule fourchette en arrière, mais je n'ai point tardé à m'apercevoir que l'appareil était fréquemment fléchi par des chocs ou des mouvements involontaires. Ces deux fourchettes peuvent être écartées en même temps par une clef à demeure, mais mobile, placée au-dessus et à peu de distance du rochet. Toutes les parties métalliques de l'appareil sont garnies de cuir, et portent deux courroies qui embrassent la jambe.

Lorsque le pied est placé sur cet appareil, et que les deux bandelettes destinées à fixer le talon sont lacées, je passe le chef d'une bande dans l'une des mortaises de la semelle, et je fais plusieurs tours de bande sur la semelle et le pied, afin de le maintenir à plat, et en faisant effort pour le ramener à sa direction normale : le reste de la bande va faire de nouveaux 8 de chiffre qui enveloppent le pied et la semelle, mais n'embrassent point les montants métalliques. Au début, le pied, par sa position, forme un angle droit avec la jambe, mais tous les six jours j'incline le pied sur la jambe en faisant avancer les fourchettes d'une dent sur le rochet.

Cet appareil simple et peu coûteux, pourrait être remplacé par celui de Scarpa, en y ajoutant le rochet et la double fourchette destinés à s'opposer aux mouvements de flexion brusques et irréguliers.

Les bandages se dérangent avec beaucoup de facilité; il faut les réappliquer chaque fois qu'ils sont relâchés. A chaque réapplication on fait un effort nouveau pour donner au pied sa forme normale. Il faut communément six semaines pour que la consolidation du nouveau tissu tendineux soit achevée, et pour que le pied ait perdu l'habitude de s'infléchir dans un sens vicieux. Mais souvent il ne faut que huit ou dix jours, et même moins, pour *redresser* parfaitement le pied opéré. Lorsque la consolidation du tendon est achevée, l'on fait confectionner des bottines avec des contre-forts solides et deux lanières internes destinées à être lacées sur le coude-pied et à maintenir le talon solidement appuyé contre la semelle. Le malade doit rétablir peu à peu, et sans jamais se fatiguer, les fonctions de la jambe.

Les auteurs qui m'ont précédé n'ont donné sur leurs procédés opératoires que des indications incomplètes et surtout insuffisantes pour guider sûrement le chirurgien dans l'opération de la section d'Achille.

Delpech à qui nous devons, je me plais à le répéter, les premières notions exactes sur l'opération qui nous occupe, a posé les préceptes suivants :

1° Le tendon à diviser ne doit pas être dénudé, sa section doit être faite par un détour et non par une incision parallèle à la peau, car on s'exposerait à voir le tendon s'exfolier.

2° Immédiatement après la section du tendon, on doit mettre les bouts en contact et les y maintenir par un appareil convenable jusqu'à leur réunion.

3° Cette réunion ayant lieu par l'interposition d'une substance fibreuse de nouvelle formation, il faut, avant que cette substance n'ait obtenu sa solidité, lui donner l'alongement qui manque aux muscles, au moyen d'une extension augmentée graduellement.

4° Quand on a enfin obtenu un alongement suffisant, il faut fixer invariablement les parties dans la position où elles se trouvent alors, jusqu'à ce que la substance intermédiaire ait acquis toute la solidité dont elle est susceptible.

Procédé de Delpech. D'après l'observation consignée dans la clinique chirurgicale de Montpellier, Delpech pratiqua la section du tendon d'Achille de la manière suivante sur un jeune homme de 19 ans.

Le malade étant couché sur le ventre, il enfonça un bistouri tenu à plat derrière le tendon d'Achille, de manière à ce qu'il en résultât, de chaque côté du tendon, une plaie de la longueur d'un pouce. Il retira immédiatement l'instrument, et porta dans la plaie un couteau convexe dont le tranchant était tourné vers le tendon, qu'il divisa ainsi transversalement sans intéresser la peau située au-dessus de lui. Mais par cette opération, l'exfoliation du tendon ne fut point évitée, la suppuration fut très-abondante, l'extension ne put être commencée que le vingt-sixième jour, les côtés du tendon étaient devenus adhérents au fond des cicatrices qui ne se formèrent que lentement à cause de la suppuration; les mouvements d'extension et de flexion du pied donnèrent lieu d'abord à des tiraillements de la peau, mais ces inconvénients disparurent avec le temps. M. Bouvier a eu récemment occasion de voir à Paris, ce malade opéré en 1816; il était parfaitement guéri.

Procédé de Stromeyer. Le chirurgien de Hanovre, lors de sa première opération faite le 28 février 1831, modifia le procédé de Delpech comme il suit: le malade étant assis sur une table, devant l'opérateur, et lui présentant le côté gauche, un aide fixa le genou, un autre saisit le pied et le fléchit de manière que le tendon fut fortement tendu. Un bistouri pointu, très-étroit, et recourbé de manière que le tranchant offrît une convexité, fut enfoncé deux pouces au-dessus de l'insertion du tendon, entre celui-ci et le tibia ; le dos du bistouri étant tourné vers l'os, et le tranchant vers le tendon, celui-ci fut divisé par l'introduction de l'instrument; cette division se fit avec bruit. L'indication de faire les plaies extérieures aussi petites que possible, afin d'éviter l'entrée de l'air, l'exfoliation du tendon et la suppuration, fut parfaitement remplie, dit l'auteur (1), car la pointe seule du bistouri traversa le côté opposé, sans faire de plaie saignante, et la plaie d'entrée n'avait que la largeur de la lame. Dans la seconde opération, faite le 12 juin 1832, l'auteur suivit le même procédé, à l'exception cependant de la section du tendon d'Achille qui fut exécutée à trois pouces au-dessus du talon.

Quoique ce procédé opératoire s'éloigne peu de celui de Delpech, il en diffère cependant par le soin important que prit l'auteur de faire des ouvertures aussi petites que possible. C'était un

(1) Archiv. génér.; tome IV pag. 105.

pas fait vers une amélioration, il lui dut le succès de ses opérations; félicitons-en M. Stromeyer, mais n'hésitons point à faire remarquer les inconvénients de la double plaie et les dangers auxquels on s'expose en pratiquant la section du tendon d'Achille à trois pouces au-dessus de son insertion au calcanéum.

Procédé de M. Bouvier. Le malade étant couché sur le ventre, une piqûre légère est pratiquée avec la pointe d'une lancette, parallèlement à l'axe de la jambe, à quelques lignes du tendon, vis-à-vis du lieu où il offre le moins de largeur et le plus de saillie. Cette piqûre sert à introduire sous la peau une sorte de petit couteau droit, à pointe mousse, qui n'a guère plus de largeur qu'un kystitome. On fait glisser ce *ténotome* entre la peau et le tendon, que l'on coupe ensuite aisément de sa face cutanée à sa face profonde, sans léser les téguments du côté opposé. Le pied est placé aussitôt après dans un appareil propre à le fléchir sur la jambe et à tenir ainsi les bouts du tendon écartés (1).

Ce procédé me paraît avoir le grave inconvénient de couper le tendon de dehors en dedans; l'instrument pouvant porter, si tout-à-coup le

(1) Bullet. de l'Académ. décemb. 1836, pag. 200.

tendon vient à céder, sur des parties profondes qu'il est de la plus haute importance de ménager: notons encore le désagrément d'avoir besoin de deux instruments.

Procédé de M. Stœss. L'opérateur se proposa, comme MM. Bouvier et Duval, de ne jamais perforer la peau que d'un seul côté et de pratiquer la section à travers une plaie extérieure de la plus petite étendue possible. A cet effet, il introduisit d'abord un bistouri à deux tranchants, et à lame très-étroite (elle n'avait qu'une ligne et demie de largeur), tenu à plat entre le tendon d'Achille et le tibia, et pratiqua, à son aide, une incision de deux lignes et demie de longueur, en ayant bien soin de ne point perforer la peau du côté opposé. Il le retira ensuite pour le remplacer instantanément par un bistouri boutonné, coudé sous un angle très-ouvert et n'offrant qu'un tranchant convexe d'une petite étendue sur la partie coudée. La portion de la lame du bistouri non coudée était placée au-devant du talon où l'instrument était mousse pour l'empêcher d'échancrer la plaie extérieure au moment où le bistouri, tourné verticalement, opérait, par des mouvements de scie, la section du tendon. La section faite, l'instrument fut aussitôt retiré et la plaie fermée par le doigt pour empêcher l'introduction de l'air dans le vide laissé par la rétraction des deux bouts (1)

Ce procédé mérite le reproche déjà adressé d'exiger l'emploi de deux instruments tandis qu'on peut, avec avantage, ne se servir que d'un seul. Combien d'ailleurs, cette description et les précédentes, ne laissent-elles point à désirer sur le lieu d'élection de l'opération, selon l'âge et la difformité; sur les précautions à prendre pour éviter la lésion de l'artère et des veines, etc.

Procédé de M. Duval. Cet habile orthopédiste n'a point encore publié son procédé; au moins je n'en ai trouvé nulle indication, mais je l'ai vu opérer une fois. Il ne s'est servi que d'un seul instrùment, dont le mien n'est qu'une imitation; il a évité avec soin de traverser les tissus de part en part: le tendon a été coupé avec une dextérité remarquable.

Traitement consécutif. Il ne suffit point d'avoir détruit l'obstacle principal au redressement du pied; il faut rétablir les parties dans leur état normal; pour obtenir ce résultat il est indispensable de satisfaire aux deux conditions suivantes : vaincre les contractions vicieuses des muscles; replacer

(1) Held; diss. cit, pag. 53.

les surfaces articulaires dans des rapports réguliers. Ces conditions ne peuvent être accomplies que par le temps et l'action d'un appareil convenablement disposé. On conçoit la nécessité du temps pour opérer le redressement des os déviés; il y aurait inconvénient à vouloir l'abréger beaucoup; car l'on ne pourrait y parvenir que par des pressions et des tractions violentes; la douleur, le tiraillement des ligaments, la contraction convulsive des muscles amèneraient des accidents inflammatoires qui troubleraient, et peut-être empêcheraient complètement le travail qui doit s'opérer pour rétablir la réunion des bouts du tendon divisé. C'est ici qu'il faut se rappeler le sage précepte d'Hippocrate : *neque magnâ vi, sed leniter cogantur*.

Le redressement s'opère cependant, chez quelques sujets, avec une promptitude merveilleuse; j'ai vu plusieurs pieds, fortement contournés, se redresser parfaitement en six jours, huit jours, rarement en plus de quinze.

Le redressement a été obtenu, chez les sujets qui font l'objet des trente observations envoyées à l'Académie de médecine par M. Duval (1), en

(1) Bulletin de l'Académ. : janv. 1837. Pag. 304.

dix ou vingt-cinq jours. D'après mes observations ce sont les pieds-bots accidentels qui se redressent le plus vite.

Mais à quelle époque faut-il appliquer l'appareil de redressement? Les auteurs répondent différemment; selon les uns, l'application doit suivre immédiatement l'opération; selon d'autres, il faut laisser écouler un temps qui doit varier de cinq à quinze jours. Chez les deux premières personnes opérées par M. Stromeyer, l'appareil ne fut appliqué que le dixième jour. M. Stœss a plusieurs fois posé l'appareil le quatrième ou le cinquième jour. J'ai vu M. Duval le poser immédiatement après l'opération.

Dans ma pratique je laisse habituellement les opérés parfaitement libres pendant quatre ou cinq jours. Mon but est de ne point déterminer de tiraillements qui, s'ajoutant à l'irritation produite par la section du tendon, pourraient amener des accidents inflammatoires. Les quatre jours écoulés, et la plaie étant guérie, j'applique l'appareil.

Comment le pied doit-il poser dans cet appareil? faut-il qu'il soit abaissé de manière à favoriser, le plus près possible, le rapprochement des bouts du tendon divisé? En agissant ainsi, on obéirait au précepte donné par Delpech et par la plupart des opérateurs qui l'ont suivi. Faut-il opérer graduellement l'allongement de la substance intermédiaire sécrétée par les bouts du tendon ? questions importantes et sur lesquelles des erreurs me semblent adoptées. On admet généralement qu'il est nécessaire de rapprocher les bouts du tendon le plus qu'on le pourra, et de déterminer ensuite un allongement progressif. L'on semble croire que la substance sécrétée est comme le verre ramolli par le feu, qu'on peut allonger en le tirant en sens opposés. Remarquons de suite que si cet allongement pouvait s'opérer comme on le suppose, ce ne serait qu'en diminuant l'épaisseur et la force de cohésion du tissu de nouvelle formation, et que ce tissu serait exposé à être rompu par une traction violente ou trop étendue. Remarquons encore que la nature, dans ses travaux réparateurs, ne semble pas faire de frais inutiles, et que, lorsqu'elle a opéré la réunion des parties divisées, l'on voit cesser la sécrétion des fluides destinés à être solidifiés. Voyez ce qui se passe après la fracture d'un os : le rapprochement des fragments est-il complet ? les sucs plastiques sont en très-petite quantité. Les fragments sont-ils éloignés ? la sécrétion des sucs est très-abondante ; ils débordent au loin.

Ces faits nous conduisent à penser qu'il ne faut pas tenter le rapprochement des bouts du tendon divisé ; qu'il faut même, dans des limites convenables, suivre une conduite opposée. Je n'ai eu qu'à me féliciter, jusqu'à ce moment, de m'être conformé aux préceptes que je viens d'indiquer. Je place donc le pied dans l'appareil, de manière à ce qu'il forme un angle droit avec la jambe ; je le maintiens dans cette position dix ou douze jours, puis j'arrive progressivement à un angle aigu de 55 à 60 degrés, je ne vais jamais jusqu'à 70°, ainsi qu'on l'a proposé : il y a des inconvénients à maintenir le pied dans une flexion aussi prononcée. Il faut d'ailleurs compter sur le temps et les efforts de la nature pour rendre aux parties leur souplesse et leurs mouvements.

Lorsque je crois utile d'imprimer le mouvement de flexion au pied, je le fais toujours lentement ; je tiens le pied solidement avec la main droite, pendant que de la gauche je soulève les fourchettes qui appuient sur le rochet, dont l'une des dents mesure l'étendue de mouvement que je détermine.

Aussi long-temps que le pied est maintenu dans l'appareil, il faut surveiller attentivement la position du talon. C'est de l'attention qu'on met à le bien placer et à le bien contenir, que dépend le succès définitif de l'opération. Le talon qui déjà a une tendance très-prononcée à se relever, y est encore déterminé par les mouvements de l'enfant et le relâchement des pièces d'appareil. Lorsqu'on s'aperçoit du déplacement, il faut de suite enlever tout, et remettre les parties malades dans une position convenable. Il est rare, surtout au début, qu'on puisse passer trois jours sans rétablir les pièces d'appareil déplacées.

Malgré la guérison de la petite plaie, je maintiens autour du pied plusieurs compresses douces soutenues par une bande. J'applique même une forte épaisseur de linge sur les parties destinées à être particulièrement comprimées; c'est ainsi que je protège la peau qui recouvre l'astragale et le calcanéum, contre des pressions qui pourraient amener de l'inflammation et des escarres gangréneuses, accidents que plusieurs opérateurs ont eu à regretter.

Accidents. Plusieurs accidents peuvent suivre immédiatement la section du tendon d'Achille; le plus redoutable serait la division de l'artère tibiale postérieure; fort heureusement il n'y en a point encore d'exemple, et l'on est en droit de conclure du silence des opérateurs que ce malheur n'est pas encore arrivé : mais il est à craindre qu'il ne survienne un jour, car l'anatomie chirurgicale nous en a montré la possibilité, surtout lorsqu'on opère chez de jeunes sujets. Dans cette fâcheuse circonstance, le premier soin de l'opérateur devrait être de comprimer l'artère fémorale, en même qu'on s'opposerait à l'hémorrhagie par une pelote de linge appliquée sur la piqûre, et soutenue par une bande bien serrée. L'écoulement de sang étant arrêté par ce premier soin, l'opérateur aurait alors à opter entre la ligature de l'artère fémorale à la partie moyenne de la cuisse; celle de l'artère de poplitée, ou la ligature du vaisseau immédiatement au-dessus de la piqûre. Ce dernier parti qui paraît le plus simple, serait cependant le moins facile. Les difficultés naîtraient de l'épanchement de sang dans le tissu cellulaire, et de la gêne qu'on éprouverait en voulant arrêter l'écoulement du sang. Toutefois quand ce parti sera possible il faudra le choisir, car il est le plus avantageux pour le blessé. Si l'enfant est jeune, abondamment pourvu de tissu cellulaire, chose rare cependant aux jambes des pieds-bots, il sera plus prudent et plus facile de faire la ligature de l'artère fémorale à la partie moyenne de la cuisse. La facilité des communications anastomatiques rend cette opération beaucoup moins dangereuse chez le jeune enfant que chez l'adulte.

L'on pourrait encore, en opérant la section du tendon d'Achille, diviser la petite artériolle qui, de l'artère tibiale postérieure, se porte à la malléole externe en passant au devant du tendon. Cet accident ne serait probablement pas sérieux: l'on ne courrait les risques que d'un petit épanchement sanguin qui, par la coagulation du liquide, arrêterait promptement l'issue du sang.

La piqûre des veines a été plusieurs fois observée: cet accident m'est arrivé deux fois (1). L'on en est averti par l'écoulement abondant, par jet continu, d'un sang d'autant plus rouge que le sujet est plus jeune. Cette coloration du sang peut surprendre et effrayer l'opérateur. Il faut qu'il se remette promptement afin que les assistants ignorent le danger qu'il redoute, et, au lieu de s'empresser d'arrêter le sang, il faut qu'il le laisse couler quelques instants dans le double but de s'assurer, par le jet, de la nature du vaisseau piqué, et d'obtenir le dégorgement des veines, afin que l'hémorrhagie soit moins disposée à se renouveler.

Lorsque le jet se ralentit, l'on comprime la

(1) Voy. observat. 1e et 4e.

veine, l'on applique un petit plumasseau enduit de cérat, et l'on place une compresse épaisse que soutient une bande solidement fixée. Dans cette circonstance, comme dans les cas les plus heureux, je laisse l'appareil quatre ou cinq jours sans y toucher.

Si le nerf était lésé il en résulterait une douleur vive qui avertirait l'opérateur de l'accident; je n'en connais pas d'exemple: s'il se présentait l'on n'aurait rien autre à faire que d'appliquer des topiques émollients et des pommades narcotiques.

Lorsque l'instrument traverse les tissus il peut, au lieu de contourner exactement le tendon, pénétrer à travers ses fibres et en laisser ainsi quelques-unes intactes: l'on est averti de ce fait par la rétraction incomplète du tendon et par la résistance des fibres non divisées, résistance que l'opérateur reconnaît facilement au toucher. Cet inconvénient m'est arrivé une fois chez une demoiselle de vingt-un ans; je l'ai fait disparaître facilement en réintroduisant la pointe du bistouri pour diviser les fibres restées intactes.

L'inflammation, la suppuration et l'exfoliation du tendon sont des accidents rares; ils sont cependant arrivés chez le sujet opéré par Delpech;

la guérison en fut retardée, mais elle finit par être complète.

Il peut arriver malgré l'absence de tous accidents inflammatoires, que les deux bouts du tendon ne se réunissent point. Cet inconvénient est très-fâcheux puisqu'il enlève tout espoir de guérison. M. Stromeyer a rencontré ce fait chez un jeune garçon de sept ans (1). Le pied conserva sa vicieuse conformation.

Lorsque la section du tendon d'Achille est guérie, le pied peut encore présenter une déviation prononcée. Cet accident observé chez une demoiselle de trente ans, opérée par M. Duval, tenait à la contraction du muscle jambier antérieur. Le tendon de ce muscle fut coupé et la guérison ne tarda point à être complète.

Des escarres gangréneuses peuvent survenir lorsqu'on ne prend pas les précautions que j'ai indiquées pour éviter la compression violente de la peau. Chez la première opérée de M. Stœss, il se déclara une escarre au talon et une seconde sur le premier métatarsien : leur guérison nécessita deux mois de traitement (2). Chez une malade traitée par M. Duval, la formation d'une escarre

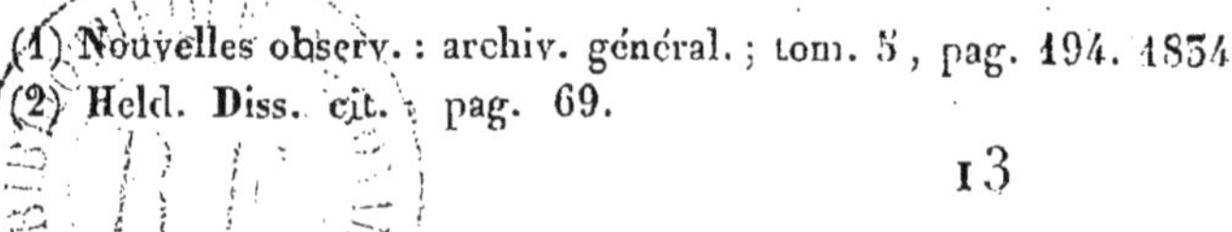

(1) Nouvelles observ. : archiv. général. ; tom. 5, pag. 194. 1834.
(2) Held. Diss. cit. ; pag. 69.

s'opposa, pendant plus de six semaines, à l'application de la machine à extension (1).

S'il arrivait qu'on traversât la peau de part en part ou qu'on la coupât complètement, il faudrait fermer la plaie et chercher à en obtenir la réunion immédiate.

Marche de l'opération. — Progrès de la guérison. — Changements dans le membre opéré.

La section du tendon est suivie d'une rétraction immédiate, brusque, variable depuis quelques lignes jusqu'à un pouce et plus. L'on sent sous la peau un vide qui indique l'espace devenu libre. Si le sang s'accumule sous la peau, ce qu'on doit éviter, et ce qui d'ailleurs arrive rarement, l'on voit apparaître une légère coloration bleuâtre. Les trois et quatre premiers jours il se forme communément un petit gonflement sous-cutané, non inflammatoire : le vide se remplit d'un fluide concrescible, qui donnera naissance au tissu de nouvelle formation destiné à remplacer le tendon. La petite plaie extérieure guérit du deuxième au quatrième jour.

Vers le dixième jour la lymphe plastique s'épaissit et prend de la dureté ; les tissus en-

(1) Bulletin de l'Académ. : janv. 1837, pag. 307.

vironnant la piqûre sont gonflés et le toucher reconnaît que leur surface est inégale. Du quinzième au vingtième jour le tissu nouveau s'isole, se dessine, s'arrondit : quelquefois l'on sent très-distinctement une sorte de virole épaisse au point où s'unissent le tissu nouveau et le bout supérieur du tendon. Après un mois la consolidation est complète, et rien n'indique, si ce n'est la très-petite cicatrice, qu'une opération a été pratiquée. Chez quelques individus lymphatiques la marche de la guérison est moins rapide, mais en toute circonstance, deux mois suffisent toujours pour obtenir le résultat indiqué.

Des expériences directes ont été faites sur des animaux pour connaître le mécanisme de reproduction du cordon ligamenteux qui remplace le tendon coupé. M. Bouvier a montré à l'académie de médecine de Paris les tendons des muscles extenseurs du pied, réunis par une substance solide sur un chien, qui a été sacrifié trente jours après la section de ce tendon. On voyait les deux bouts du tendon écartés d'un pouce, et leur continuité rétablie par un tissu fibreux nouveau, qui s'était formé dans leur intervalle. Ce tissu avait le volume et l'apparence extérieure du tendon lui-même ; comme lui, il adhérait lâchement au tissu cellulaire qui lui sert de gaîne, de sorte que, sous le rapport de la solidité et de la mobilité, il remplissait parfaitement les fonctions du tendon. Cependant d'après cette observation et plusieurs expériences du même genre, la substance tendineuse nouvelle diffère par sa couleur grisâtre et par sa texture plus serrée d'un véritable tendon ; en sorte que la formation de cette substance n'est pas plus une régénération à l'égard du tissu tendineux, que la formation des cicatrices cutanées à l'égard des téguments, dont elles ne reproduisent qu'incomplètement la structure (1).

Des changements remarquables ne tardent point à se manifester dans le membre opéré ; les muscles du mollet se développent, le tissu cellulaire se laisse distendre par la graisse, les veines sous-cutanées se prononcent, les calus s'effacent, et, si la déformation du pied n'a pas été trop considérable, la jambe reprend peu à peu la forme et le volume d'un membre primitivement bien conformé. Il est cependant des sujets chez lesquels les traces de la difformité ne s'effacent jamais totalement.

(1) Bulletin de l'Académ. : 15 octob. 1836, pag. 32.

Section des tendons des péroniers latéraux pour la guérison du pied-bot en dehors.

Lorsque la rétraction des muscles péroniers latéraux a produit le pied-bot en dehors, il faut, comme pour le tendon d'Achille, en opérer la division.

Cette opération a été rarement faite, car les pieds-bots en dehors sont plus rares et en général moins prononcés que les pieds-bots en dedans.

Les règles pour cette opération sont extrêmement simples; il suffit de se rappeler ce que nous avons dit de la position de ces muscles (1), pour comprendre qu'il faut faire la section des tendons à deux ou trois lignes au-dessus de la malléole externe : là ces tendons, appuyés sur le péroné, ne sont recouverts que par la peau. Faut-il diviser les deux tendons ou un seul? Il me semble bien douteux qu'on puisse facilement couper le tendon du long péronier latéral, sans intéresser le voisin : cela ne se ferait que dans le cas où le long péronier latéral présenterait une saillie très-prononcée sous la peau. J'ai vu, il est vrai, un fait de cette nature chez une jeune demoiselle de l'Alsace qui n'a pas consenti à se

(1) Voyez page 55.

laisser opérer. Mais, en admettant même la possibilité de la section isolée des tendons de ces muscles, je ne la crois pas utile, car les péroniers latéraux contribuent tous deux, presque toujours, à produire le pied-bot en dehors.

L'opération se réduit à introduire le ténotome sous la peau en la ménageant avec soin, à cause de sa faible épaisseur, et à couper les tendons des muscles péroniers latéraux. Nous n'admettons pas qu'on puisse attaquer les tendons de ces muscles au-dessous de la malléole, il y aurait trop d'inconvénients à diviser les tissus fibreux et les ligaments qui se trouvent dans cette région.

Section du tendon du jambier antérieur pour la guérison du pied-bot calcanien.

La saillie prononcée que présente, sous la peau, le tendon du jambier antérieur dans le cas de pied-bot calcanien, rend cette opération très-facile. Il n'y aurait aucun accident à redouter, si ce n'est la division d'un rameau veineux qui ramperait sur le coude-pied ; mais cela aurait trop peu d'importance pour inquiéter un instant l'opérateur.

Faudrait-il, dans le cas de rétraction simultanée des tendons extenseurs du gros orteil et des quatre derniers doigts, en opérer la division successive ? Je n'hésite pas à prononcer affirmativement : la nature ne me paraissant pas devoir être plus gênée pour opérer cette réunion multiple que lorsqu'il ne se trouve qu'un seul tendon volumineux. Je pense seulement qu'il serait avantageux de ne pas faire toutes les divisions à la même hauteur, afin de ne pas trop affaiblir la peau sur un même point. C'est ainsi que je me propose d'agir sur le sujet dont les pieds ont servi de modèle à la planche cinquième.

OBSERVATIONS PARTICULIÈRES.

OBSERVATION PREMIÈRE.

Pied-bot congénial en dedans très-prononcé. — Extrême jeunesse de l'enfant. — Section du tendon d'Achille. — Hémorrhagie veineuse. — Guérison complète (1).

La jeune Joséphine H...., de Plombières, n'avait que onze mois lorsque je la vis. Elle avait apporté en naissant un pied-bot du côté droit. Cet accident attristait les parents; ils désiraient avec ardeur obtenir la guérison de cette difformité. Je leur proposai la section du tendon d'Achille. Cette opération fut acceptée et pratiquée le 25 juin 1837.

La difformité était considérable, la plante du pied fortement portée en dedans ; le tendon d'Achille, dur, rétracté, attirait en haut le calcanéum et s'opposait à ce que le pied pût être ramené à la position naturelle : les machines, le plâtre et les bandages ne me promettaient aucun résultat avantageux, tant la déviation était prononcée. Je m'ar-

(1) Voy. planche Ire, fig. 1.

rêtai donc à la pensée de pratiquer l'opération, mais je ne m'en dissimulai point les difficultés, et même les dangers, chez un enfant aussi jeune. Le développement incomplet des parties, l'artère qu'on sentait battre contre le tendon d'Achille, les veines volumineuses qui devaient l'entourer, tout m'annonçait les conditions défavorables dans lesquelles je me trouvais; je crus que la prudence éviterait les périls et j'opérai. Le tendon fut facilement divisé, mais en retirant l'instrument, un flot de sang s'échappe, il est rouge, se coagule avec rapidité : dans mon émotion je crois un instant à la section de l'artère. Cependant le jet n'est point intermittent, et il est arrêté par la compression exercée au-dessous de la petite plaie. L'accident étant bien reconnu, je continue la compression avec le doigt; j'expulse le sang contenu dans la plaie; j'applique un petit plumasseau enduit de cérat et je place dans la gouttière tibio-calcanienne une compresse longuette, épaisse, qu'une bande soutient et comprime.

Le premier jour se passe sans accident aucun; je fais surveiller l'enfant avec le plus grand soin. Le quatrième jour je lève l'appareil. Je trouve la petite plaie guérie. Le lendemain l'appareil de redressement fut appliqué. Ce ne fut qu'avec une grande attention et des soins minutieux que nous parvînmes à maintenir le talon dans une position convenable, mais à mesure que le pied se redressait, cette difficulté diminuait. Il fallut dix jours pour ramener le pied à une direction normale; le trentième jour, l'enfant était complètement guéri. Toutefois l'appareil de redressement fut conservé pendant un temps plus long, afin de permettre au pied de croître dans une bonne direction : il est impossible aujourd'hui, à l'examen des pieds, de reconnaître celui qui était difforme.

Cette observation présente le seul exemple, connu, jusqu'à présent, de la section du tendon d'Achille, pratiquée à un âge aussi tendre. Les difficultés que j'ai rencontrées et les dangers que j'ai courus m'ont conduit à me demander s'il ne serait pas plus avantageux, et surtout plus sûr, de remettre l'opération à une époque où les organes seraient mieux isolés et plus distincts. Je n'ai point hésité à répondre affirmativement; mais n'y a-t-il pas d'autres inconvénients à attendre ? L'aggravation de l'accident par l'âge, la gêne et quelquefois l'impossibilité de la marche, l'amaigrissement et la déformation de la jambe, enfin l'affliction des parents sont des motifs qui doivent engager à guérir le plus promptement possible. Pour satisfaire à ces deux conditions, je crois qu'il est avantageux d'attendre que les enfants aient au moins l'âge de deux ans. Je suis cette règle dans ma pratique, et je crois avoir à m'en féliciter.

OBSERVATION DEUXIÈME.

Petite fille de deux ans et demi. — Pied-bot en dedans avec rétraction des orteils sous la plante du pied. — Redressement en quinze jours. — Guérison en six semaines (1).

Ida Auvert, âgée de deux ans et demi est née avec un pied-bot du côté droit : ses parents ne firent aucune tentative pour diminuer cette difformité. Lorsque l'enfant me fut présenté voici ce que j'observai : la marche est impossible, le pied est fortement porté en dedans, la malléole externe touche presque la terre, le talon existe à peine, le calcanéum, par suite de l'effort qui l'entraîne en haut et en arrière, forme un angle aigu avec le tibia : la plante du pied est fortement concave, les orteils sont fléchis et ne peuvent être relevés que très-faiblement et avec effort.

Le 25 juin 1838 je me prépare à l'opération : l'enfant, couché sur le ventre, est maintenu sur les genoux de l'un des assistants. Je m'assure de

(1) Voy. planche I, fig. 2.

la situation de l'artère ; elle longe le bord interne du tibia et semble lui être contiguë : condition fâcheuse et cependant presque constante chez les jeunes enfants. Pour éviter la lésion du vaisseau artériel, je fais maintenir solidement l'extrémité du pied par un aide pendant que, de la main gauche, je refoule le tendon vers le péroné, en plaçant mon pouce sur le bord interne du tendon et le doigt indicateur sur le côté externe ; ce dernier doigt me sert encore à tendre la peau non loin du point où mon instrument doit pénétrer. Toutes ces précautions prises , mon *ténotome* quoique introduit avec lenteur et précaution divise les fibres du tendon d'Achille avec une rapidité si grande que c'est à peine si je puis distinguer le ressaut et le bruit qui accompagnent toujours la section des dernières fibres. L'enfant ne poussa aucun cri; il ne s'écoula que quelques gouttes de sang. Malgré la section du tendon, le pied reste difforme, et je ne parviens pas à le ramener complètement à la direction normale. Je crains de n'avoir point atteint avec l'instrument toutes les fibres du tendon d'Achille ; un stylet est introduit dans la plaie ; je rencontre en effet quelques fibres restées intactes ; elles sont promptement divisées, et chose remarquable, les muscles jumeaux se contractent à peine ; il en résulte que l'intervalle entre les deux bouts du tendon est très-peu prononcé. La petite plaie est couverte d'un plumasseau enduit de cérat ; une compresse et une bande forment tout l'appareil; le globe de la bande est porté de dehors en dedans afin que les jets qui entourent le pied tendent à le ramener à la direction naturelle.

Je vois avec plaisir, le lendemain, que la difformité a un peu diminué ; l'enfant ne souffre pas. Le quatrième jour, j'applique l'appareil à extension. Le sixième jour, je lève l'appareil, la plaie est complètement guérie. Le talon s'abaisse et les doigts s'alongent : le dixième jour l'intervalle existant entre les deux bouts du tendon est comblé par une substance molle, élastique. Le vingtième jour le pied a pris une forme normale ; le tendon de seconde formation se dessine et se sépare du tissu cellulaire voisin. Le trentième jour la guérison est complète. Le pied, qui a été progressivement fléchi sur la jambe, cesse d'être maintenu dans l'appareil le 3 août, trente-neuvième jour de l'opération.

Pour compléter le traitement, je fais faire une bottine avec des contre-forts élevés, destinée à serrer et à maintenir convenablement le pied.

OBSERVATION TROISIÈME.

Garçon de dix ans. — Convulsions à quatre ans. — Semi-paralysie du bras gauche. — Rétraction des muscles jumeaux du même côté. — Pied-bot en dedans, extrêmement prononcé. — Redressement en huit jours. — Guérison en un mois (1).

François Leturc était fort et bien portant lorsqu'il fut atteint, à l'âge de six ans, d'une encéphalite aiguë ; des convulsions violentes vinrent compliquer la maladie ; l'enfant était dans un état désespéré : contre toute attente il survécut, mais il lui resta une semi-paralysie du bras gauche, avec amaigrissement très-prononcé des muscles : le membre pelvien du même côté partagea l'affaiblissement ; il y survint une rétraction considérable des muscles jumeaux, qui entraîna le développement d'un pied-bot excessivement développé. La malléole externe appuyait sur le sol ; le dos du pied était la partie sur laquelle portait principalement le poids du corps ; la plante était dirigée en dedans et en haut, et les orteils portés en arrière. C'était chose horriblement pénible que de voir marcher cet enfant ; l'on concevait à peine que la distension des ligaments n'occasionnât point une douleur assez forte pour arrêter la marche.

(1) Voyez planche II.

Le mollet était très-maigre, comparé à celui de l'autre jambe; le talon était éloigné du sol de plus de deux pouces.

Le 20 juillet 1838, toutes les précautions étant prises, l'enfant fut couché sur le ventre et appuyé sur les genoux de sa mère; un aide saisit l'extrémité du pied en faisant effort pour le fléchir sur la jambe: le tendon étant bien tendu, l'opération fut terminée en quelques secondes. La division des dernières fibres s'opéra avec un bruit très-prononcé. C'est à peine s'il s'écoula cinq ou six gouttes de sang. L'enfant ne poussa pas un seul cri. La rétraction du tendon s'opéra avec beaucoup de force, et il se forma un vide sous-cutané, qui présentait une longueur de quinze lignes au moins. Après avoir expulsé soigneusement le sang qui tendait à s'accumuler entre les deux extrémités du tendon, je rapprochai les lèvres de la piqûre, j'appliquai un plumasseau enduit de cérat qui fut soutenu par une compresse et une bande.

Malgré l'écartement des extrémités du tendon le pied ne se redressa que faiblement: je voulus appliquer de suite l'appareil à extension; les douleurs me forcèrent à l'enlever: ces circonstances me donnaient des craintes sur le succès de l'opération ; mais quelle ne fut pas ma surprise, lorsque je vis, le surlendemain, le pied presque complètement redressé par les seuls efforts des tendons extenseurs. L'appareil à redressement fut alors appliqué sans difficulté. La bande qui entourait le pied s'étant déplacée le quatrième jour, je trouvai la petite plaie totalement guérie et la cicatrice à peine visible. L'espace laissé vide par la rétraction du tendon était dur et un peu gonflé, l'enfant n'éprouvait nulle douleur. Le huitième jour le pied est parfaitement redressé; il ne reste de trace de l'existence passée du pied-bot, qu'une forte callosité, placée au-dessus du cuboïde : le quinzième jour l'on sent une nodosité très-prononcée vers le bout supérieur du tendon. La guérison était complète le vingt-cinquième jour de l'opération.

Le redressement spontané du pied, déterminé par la rétraction des muscles extenseurs, est un fait bien remarquable. Ce fut pour moi un avertissement salutaire, et depuis cette époque je me suis bien gardé d'appliquer l'appareil à extension immédiatement après l'opération. Je compris en effet que la nature, débarrassée des obstacles qui s'opposent au développement normal du pied tendrait sur-le-champ à ramener les parties vers la direction qui leur est propre, et qu'elle y arriverait lentement et sans secousses ; et que les tissus blessés n'étant pas comprimés, seraient moins exposés à une inflammation trop vive dont les suites pourraient être déplorables.

Cette observation sert encore à démontrer la facilité avec laquelle se redressent les pieds-bots accidentels : un pied-bot congénial aussi prononcé que celui du jeune Leturc, aurait exigé plusieurs mois de traitement, et il est douteux que le redressement eût jamais été complet.

OBSERVATION QUATRIÈME.

Pied-bot congénial double. — Enfant de cinq ans. — Opération, ouverture d'une veine. — Redressement des pieds en quinze jours. — Guérison en un mois (1).

Charles de L., âgé de cinq ans, est né avec deux pieds-bots très-prononcés : la mère affirme qu'elle n'a éprouvé ni douleur extraordinaire, ni signe particulier, aussi long-temps qu'elle était enceinte de cet enfant ; elle a, au contraire, souffert beaucoup pendant deux grossesses consécutives qui ont donné naissance à deux petites filles.

(1) Voy. planche III.

Lorsque Charles de L. me fut présenté, je vis avec surprise l'extrême déformation des membres; les pieds s'entrecroisaient, leur bord externe portait sur le sol, les talons étaient fortement déjetés en dehors; les tibias étaient arqués, l'une des rotules était portée en dedans et l'autre en dehors de l'articulation du genou. Le pied droit était plus déformé que le gauche; la malléole interne ne faisait aucune saillie; l'astragale semblait presque entièrement sortie de la cavité tibio-péronéenne.

Des calus durs et douloureux existaient aux deux pieds, la marche était excessivement difficile et les chûtes très-fréquentes.

Je n'hésitai point, malgré ces conditions fâcheuses, à opérer cet enfant. La section du tendon d'Achille fut faite le 5 août 1838. L'enfant couché sur les genoux d'un aide, présenta le pied droit; un second aide le maintint solidement pendant que j'exécutais la section du tendon, en l'attaquant par le côté externe; elle fut terminée en quelques secondes; je retirai mon instrument, mais il fut immédiatement suivi d'un jet de sang rouge et abondant; en un instant il s'en écoula huit ou neuf onces. Je reconnus promptement, à la nature du jet, que cet accident ne serait point sérieux, mais je me promis de ne jamais plus pratiquer la section du tendon d'Achille en l'attaquant par le côté externe : cette condition est devenue pour moi l'une des principales règles de l'opération.

Le jet de sang fut arrêté par une compression exercée par le pouce, au-dessus de la petite plaie. La peau étant nettoyée, je plaçai mon petit plumasseau, une compresse, puis une seconde compresse longuette, pliée en plusieurs doubles et appliquée dans la gouttière calcanéo-péronéenne; une bande soutint le tout.

Le second pied ne présenta aucune particularité : il s'écoula à peine cinq ou six gouttes de sang.

Cette double opération ne fut suivie d'aucun accident; le premier jour il y eut un peu d'agitation ; elle fut bientôt calmée par un sommeil long et réparateur.

Le cinquième jour de l'opération, j'appliquai les appareils à redressement ; j'éprouvai la plus grande peine à diminuer un peu la direction vicieuse des pieds ; les os, surtout ceux du pied droit, étaient si fortement déviés, l'articulation tibio-péronéenne si étroite, qu'on pouvait, avec raison, douter du succès complet.

Cependant, après huit jours de surveillance et d'efforts pour s'opposer au soulèvement du talon, la conformation des pieds avait évidemment éprouvé une grande amélioration. Le quinzième jour le redressement était complet, excepté au côté droit où l'astragale fait encore une petite saillie. La guérison était terminée à la cinquième semaine.

L'enfant n'a pas éprouvé le plus faible accident pendant toute la durée du traitement.

OBSERVATION CINQUIÈME.

Pied-bot phalangien accidentel. — Petite fille âgée de neuf ans. — Section du tendon d'Achille. — Redressement en six jours. — Guérison en un mois (1).

Anne-Marie J....., née le 2 juillet 1828, bien portante et bien conformée, fit tomber sur elle, à l'âge d'un an, un chaudron plein de lait chaud ; il en résulta une brûlure de presque toute l'étendue des extrémités inférieures ; une fièvre violente et des accidents graves compromirent momentanément la vie de l'enfant. Une amélioration sensible se manifestait lorsque quatre grosses dents firent effort pour percer ; la fièvre se ralluma et des convulsions survinrent : l'enfant supporta cette aggravation de maux, et, après bien

(1) Voy. planche IV.

des incertitudes pendant la convalescence, la guérison s'opéra. Les parents ne tardèrent point à s'apercevoir que la jambe droite était plus courte que l'autre; le talon s'était relevé et le pied ne posait sur le sol que par sa moitié antérieure. La rétraction musculaire augmenta, et le pied finit par ne pouvoir plus toucher la terre que par les orteils. La marche était extrêmement pénible; elle n'avait lieu qu'avec un mouvement très-prononcé de claudication. C'est alors que je vis l'enfant. Sa santé était bonne, et je n'hésitai point à proposer l'opération; elle fut faite le 5 mars 1837 : aucun accident ne survint. Le pied se redressa avec une rapidité incroyable; le sixième jour de l'opération il avait repris sa forme régulière. L'appareil à redressement resta appliqué pendant un mois; après cette époque, la guérison était achevée. Le temps n'a point affaibli ce succès prompt et remarquable.

TABLE DES CHAPITRES.

Pieds-bots en dedans.

Fig. 1re

Redressé en dix jours.

Fig. 2me

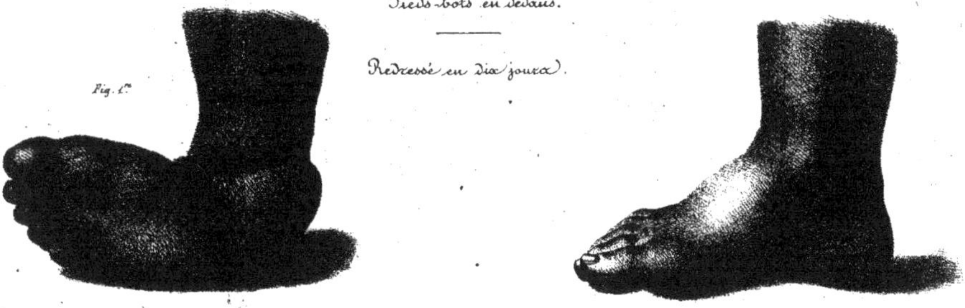

Redressé en quinze jours.

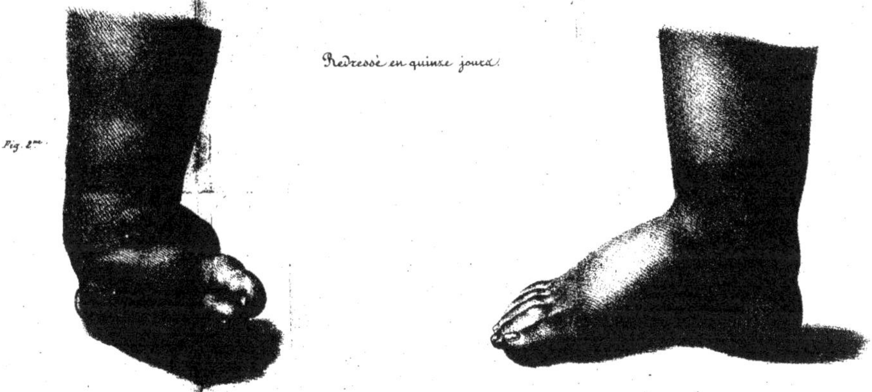

Lith. de Dupuy, à Metz

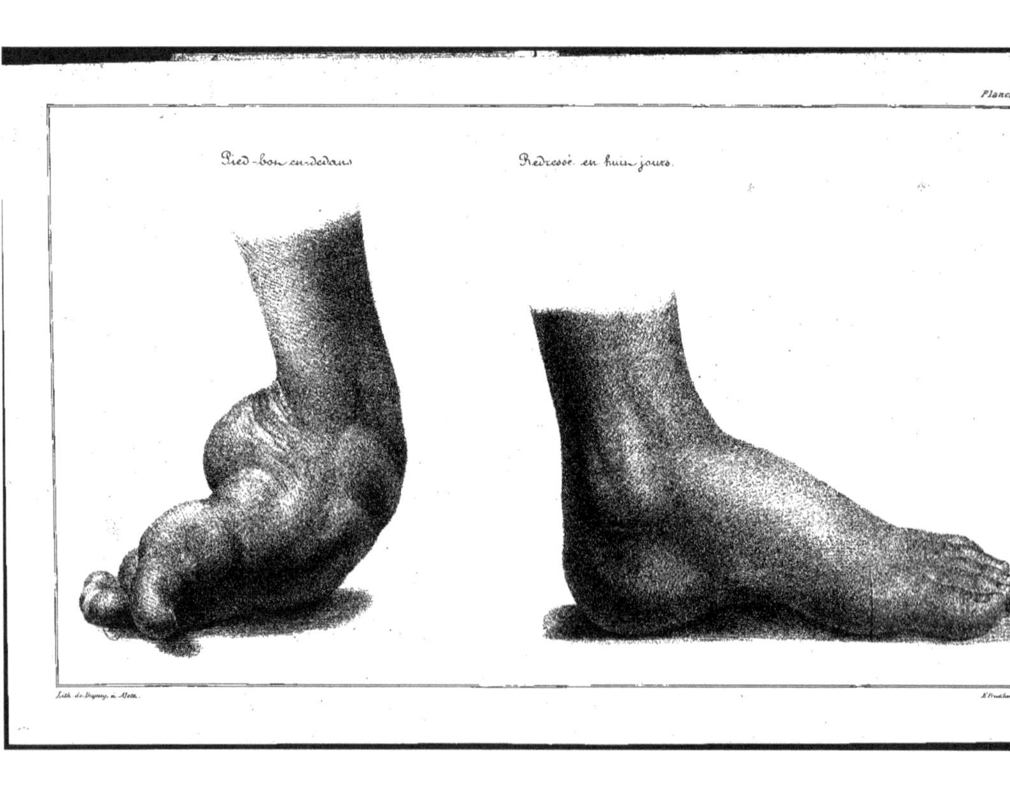
Planch
Pied-bot en-dedans
Redressé en huit jours.
Lith. de Dupuy, à Metz.

Planche 3.e

Pieds-bots doubles en dedans.

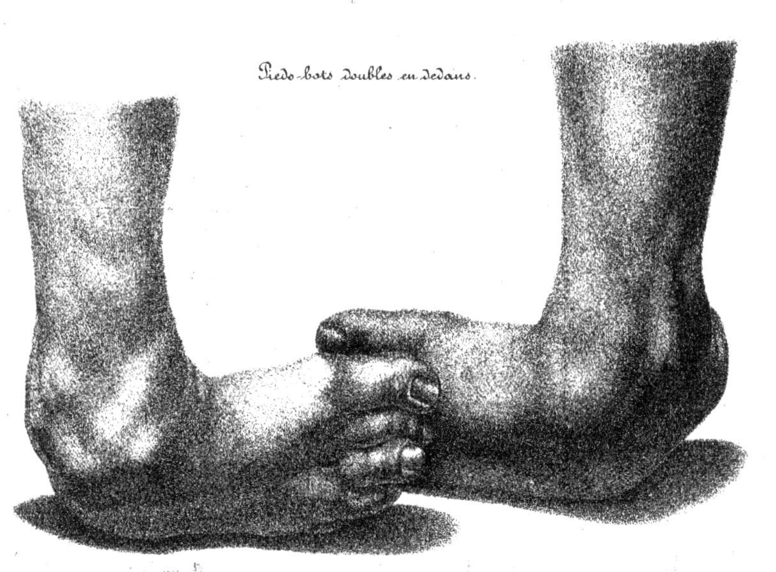

Redressés en quinze jours.

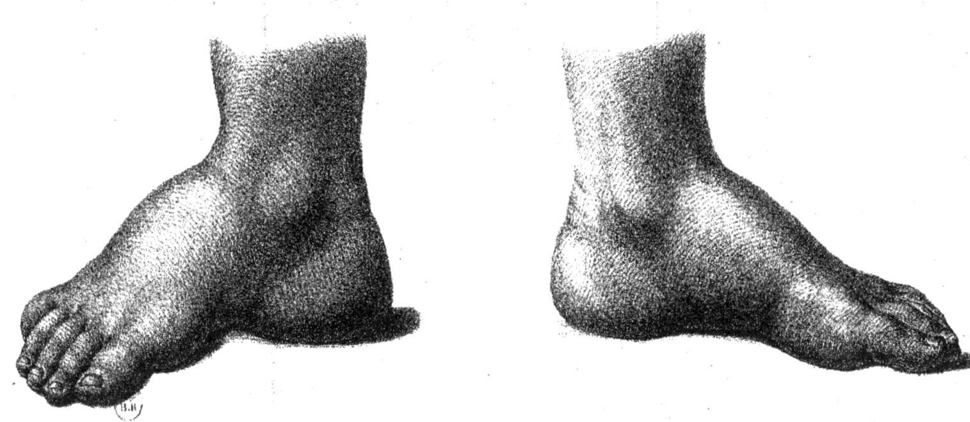

Dupuy, à Metz

Planche

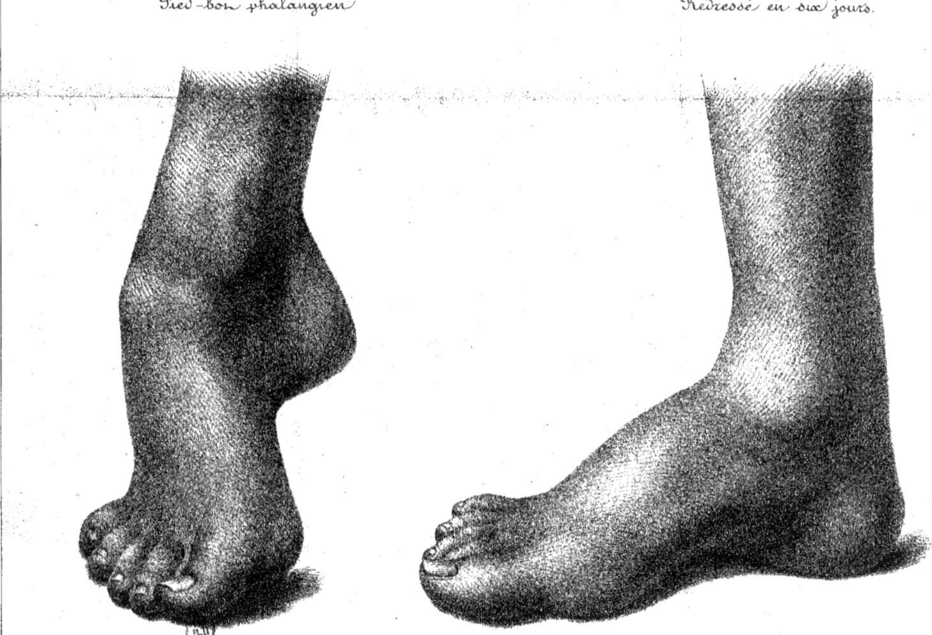

Lith. de Dupuy, à Metz.

Planche 5e

Pieds-bots calcaniens.

ith. de Dupuy à Metz.

E. Harvard, del.

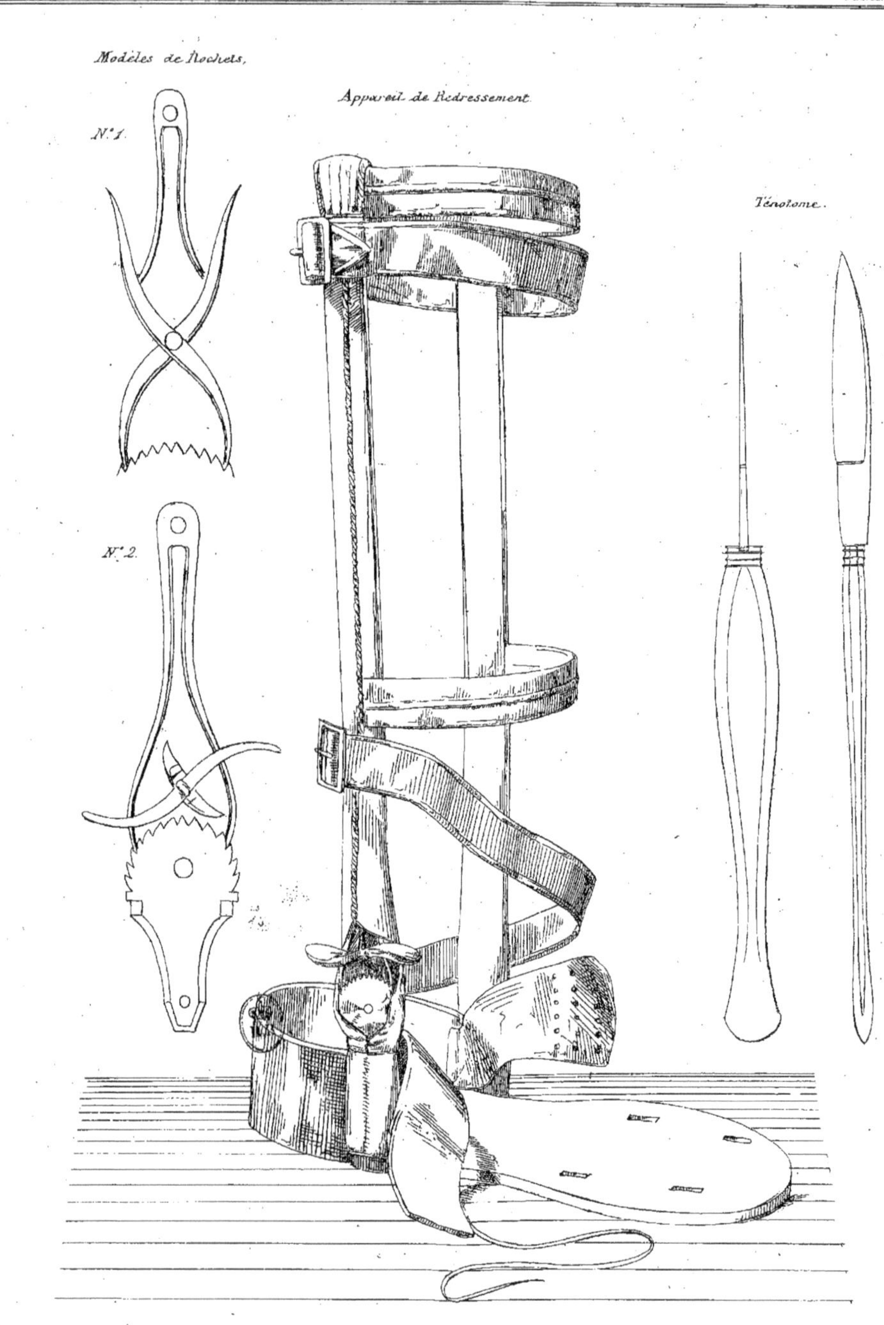

Lith. Dupuy, à Melle.

www.ingramcontent.com/pod-product-compliance
Ingram Content Group UK Ltd.
Pitfield, Milton Keynes, MK11 3LW, UK
UKHW020236220726
13923UKWH00002B/674